国家卫生健康委员会"十四五"规划教材

全国中等卫生职业教育教材

供护理专业用

人际沟通

第4版

主 编 常平福

副主编 岳卫红 苏 慧

编 者（以姓氏笔画为序）

苏 慧（桂东卫生学校）

李 莉（成都铁路卫生学校）

张盈利（珠海市卫生学校）

岳卫红（山东省济宁卫生学校）

胡秀英（山东省莱阳卫生学校）

聂旭艳（山东省临沂卫生学校）

常平福（甘肃中医药大学）

人民卫生出版社

·北 京·

图书在版编目（CIP）数据

人际沟通 / 常平福主编. —4 版. —北京：人民
卫生出版社，2022.11
ISBN 978-7-117-33906-3

Ⅰ.①人… Ⅱ.①常… Ⅲ.①医药卫生人员－人际关
系学－中等专业学校－教材 Ⅳ.①R192

中国版本图书馆 CIP 数据核字（2022）第 200823 号

人卫智网　www.ipmph.com	医学教育、学术、考试、健康， 购书智慧智能综合服务平台	
人卫官网　www.pmph.com	人卫官方资讯发布平台	

人际沟通
Renji Goutong
第 4 版

主　　编：常平福
出版发行：人民卫生出版社（中继线 010-59780011）
地　　址：北京市朝阳区潘家园南里 19 号
邮　　编：100021
E - mail：pmph @ pmph.com
购书热线：010-59787592　010-59787584　010-65264830
印　　刷：北京汇林印务有限公司
经　　销：新华书店
开　　本：850×1168　1/16　印张：8.5
字　　数：181 千字
版　　次：1999 年 2 月第 1 版　2022 年 11 月第 4 版
印　　次：2023 年 1 月第 1 次印刷
标准书号：ISBN 978-7-117-33906-3
定　　价：39.00 元

打击盗版举报电话：**010-59787491**　E-mail：WQ @ pmph.com
质量问题联系电话：**010-59787234**　E-mail：zhiliang @ pmph.com
数字融合服务电话：**4001118166**　E-mail：zengzhi @ pmph.com

修订说明

为服务卫生健康事业高质量发展,满足高素质技术技能人才的培养需求,人民卫生出版社在教育部、国家卫生健康委员会的领导和支持下,按照新修订的《中华人民共和国职业教育法》实施要求,紧紧围绕落实立德树人根本任务,依据最新版《职业教育专业目录》和《中等职业学校专业教学标准》,由全国卫生健康职业教育教学指导委员会指导,经过广泛的调研论证,启动了全国中等卫生职业教育护理、医学检验技术、医学影像技术、康复技术等专业第四轮规划教材修订工作。

第四轮修订坚持以习近平新时代中国特色社会主义思想为指导,全面落实《习近平新时代中国特色社会主义思想进课程教材指南》《"党的领导"相关内容进大中小学课程教材指南》等要求,突出育人宗旨、就业导向,强调德技并修、知行合一,注重中高衔接、立体建设。坚持一体化设计,提升信息化水平,精选教材内容,反映课程思政实践成果,落实岗课赛证融通综合育人,体现新知识、新技术、新工艺和新方法。

第四轮教材按照《儿童青少年学习用品近视防控卫生要求》(GB 40070—2021)进行整体设计,纸张、印刷质量以及正文用字、行空等均达到要求,更有利于学生用眼卫生和健康学习。

第四轮教材修订编写工作于 2021 年正式启动,将于 2022 年 8 月开始陆续出版,供全国各中等卫生职业学校选用。

2022 年 7 月

前　言

为贯彻落实党的二十大精神,适应新时代中等卫生职业教育高质量发展的需要,在全国卫生健康职业教育教学指导委员会专家指导下,我们对第3版《人际沟通》进行了修订。

本教材共分七章,内容包括绪论、人际关系、语言沟通、非语言沟通、人际沟通技巧、护理工作中的人际沟通、日常生活中的人际沟通。本次修订对上版教材内容做了大量整合和删减,增加了实训课时,突出技能培养,更适合中职护理专业学生使用。

本教材的修订原则和特点:①坚持立德树人、德技并修、育训结合,按照职业教育国家教学标准体系相关文件要求编写。在每章工作任务中,突出课程思政,注重培育学生的职业素养。②坚持体现"三基、五性"基本原则,突出质量为先,基本理论和基本知识以"必需、够用"为度,强调培养职业素养和基本技能,突出实践性和先进性,力争使教材贴近社会、贴近岗位、贴近学生。③注重融理论、实践、思考练习与拓展阅读于一体,强调学生的实训练习和自主学习,力求兼顾基本理论、基本知识和护理专业岗位特点相结合,注重将知识传授与价值引领相融合。④体现人才培养目标导向,在教材编排上遵循从理论学习到实践技能训练,从一般沟通到专业沟通。特别注重实践训练,除绪论外,各章节均有实践内容,注重理论指导下的实践学习,让学生掌握沟通技能,体现"学中做"。

本教材的编写按照分工编写、交叉审稿、集体审定的原则进行,编写过程中得到了各编者所在学校的大力支持,各编者将自己的教学、临床经验及成果凝练成文字编入教材中。本教材还参考了相关学者的著作和学术论文,在此一并表示诚挚的感谢!

人际沟通有"法",但无"定法"。随着社会进步和发展,人际沟通的方式不断演化和改变,许多问题和方法还有待进一步探讨研究。由于编者学识有限,书中难免存在疏漏和不足之处,恳请读者指正。

常平福

2022 年 11 月

目 录

第一章 | 绪论

01章 数字内容

 工作情境与任务

导入情境：

护士甲："张先生,要拿药了,什么时候去交钱?"

患者张先生："又要我交钱,前几天才交的!"

护士乙："张先生,今天要用消炎药,需要300元钱就可以把药拿回来了,您什么时候去交钱呢? 我可是等米下锅呢!"

患者张先生："哦,好吧,我这就去交!"

工作任务：

1. 请同学们谈一谈护士甲与护士乙语言不同之处。

2. 请同学们谈一谈患者对护士甲和护士乙不同态度的原因。

3. 设计一份调查问卷,主要内容为护士对护患沟通的理解、如何建立良好的护患关系、影响护患沟通的因素、应掌握哪些护患沟通技巧、如何做好非语言沟通等几个方面,然后联系一所医院的护士长,进行不记名问卷调查并进行分析。

随着社会的发展,沟通对我们日常生活、学习和工作越来越重要,沟通是建立良好人际关系的起点,也是改善和发展人际关系的重要手段。沟通无处不在、无时不有,沟通贯穿于社会生活的所有领域,沟通决定生活的质量。人们通过沟通了解信息,获取知识,学习经验,表达情感,找到归属感。一个人的沟通能力是可持续发展的能力。相较而言,沟通能力已经成为在这个竞争激烈的时代立于不败之地的关键因素,一个人获得成功70%靠沟通,30%靠天赋和其他能力。沟通既是一种能力,又是一门艺术,也是一种文化。

第一节 沟 通 概 述

一、沟通的概念

沟通(communicate)是指信息发出者遵循一系列共同原则,凭借一定的媒介,将信息发送给接收者,并通过反馈以达到理解的过程。沟通是信息交流的过程,信息可以是知识、经验、思想、感情、观点、态度等。沟通的根本目的是传递信息,信息的传递过程就是沟通,沟通的内容就是信息。沟通是人在社会交往中最基本的一种技能,社会就是人与人之间相互沟通形成的网络。沟通存在于人们的一切社会活动之中,没有沟通就没有交往,没有交往就没有社会。良好的沟通是反映社会发展水平和人类生活质量的重要标志。

沟通渠道多种多样,有通信工具之间的信息交流,如电话、微信、邮件、上网浏览、听广播、看电视等,更多的是人与人之间的信息交流,如讨论、交谈、演讲、病史采集等。本书主要讲述人与人之间的信息交流。

现代社会由于科技的发展,为沟通提供了更便利的条件,如卫星通信、移动电话、互联网等为信息的传递提供了物质上的保证,使工作更加方便高效,联系更加快捷准确,各种信息可以及时传递到世界各地,极大丰富了人们的社会生活。

二、沟通的类型

按沟通符号分类,沟通可分为两类:语言沟通和非语言沟通。

语言沟通是以语言文字为媒介的一种准确、有效、广泛的沟通形式。语言沟通可以超越时空,既可以记载、研究和撰写人类的历史与现状,也可以将先进的思想和知识与更多的人分享,如各种讲座和演讲等。根据语言的表达方式,语言沟通又可分为口头语言沟通和书面语言沟通两种形式。

非语言沟通是通过人的身体语言(如手势、目光、表情、动作等)、辅助语(如说话的语气、音调、音质、音量、快慢、节奏等)以及空间运用(如身体距离等)来进行的信息交往。非语言沟通具有表达情感、调节互动、维护自我形象、辨认语言信息及表示人际关系等功能。在某些条件下,非语言沟通比语言沟通表达的信息更真实,因此护士应善于观察和理解患者的非语言行为。

语言沟通与非语言沟通常常是交织在一起的,双方配合得越好,沟通的效果也就越好,因此在沟通时要注意保持语言沟通和非语言沟通在意义上的一致性。否则,如果怒气冲冲地表扬他人,笑容满面地批评他人,都会使信息模糊而使对方难以真正理解你的意图,从而影响沟通效果。

另外,沟通按沟通意识可分为有意沟通和无意沟通,按沟通渠道可分为正式沟通和非正式沟通,按沟通方向分为单向沟通和双向沟通,按沟通流向分为横向沟通和纵向沟通;按沟通内容分为思想沟通和信息沟通,按沟通目的分为告知沟通和说服沟通等。

三、沟通的要素

沟通是一种动态、复杂的过程,由不同的要素组成。心理学家海因提出,沟通由信息背景、信息发出者、信息、渠道、信息接收者及反馈等基本要素组成。

(一)信息背景

信息背景是指沟通发生的场所、环境、情景、沟通者的各种需要等因素。具体包括空间场所、环境如办公室、病房、教室、室外等,沟通的时间和每个沟通参与者的个人特征如情绪、经历、知识水平、文化背景等。信息背景是沟通过程中的重要组成部分,是产生沟通的前提和依据,因此了解沟通的信息背景对护士在沟通前的收集资料环节非常重要。

(二)信息发出者

信息发出者是指发出信息的人,又称信息源,是沟通的主动方面。信息发出者将自己的想法通过语言、文字、符号、表情和动作等形式表达出来。

(三)信息

信息是指信息发出者希望表达的信息内容,即信息发出者的思想、感情、意见和观点等。包括语言和非语言行为所传达的全部内容。

(四)信息传递途径

信息传递途径是指信息传递所使用的渠道,是信息得以传递的手段和媒介。信息传递途径是连接发送者和接收者的桥梁。信息通过听觉、视觉、触觉、味觉、嗅觉等感觉器官传递。如语言声音是通过听觉渠道传递的;表情、手势、穿着、文字影像等信息是通过视觉渠道传递的;握手、抚摸是通过触觉渠道传递的。此外,味觉、嗅觉也可以传递信息。在人际沟通过程中,信息往往是同时通过多个渠道进行传递的。如护士在进行护理评估收集资料时,就需要通过同患者交谈、观察患者表情和姿势、辨别患者的各种分泌物颜色和气味等,运用听觉、视觉、嗅觉多渠道获取信息。

信息传递途径对沟通的影响

一般来说,信息发出者在传递信息时使用的途径越多,接收者就越能更好、更快、更准确地理解信息。罗杰斯通过研究证实,单纯听过的内容能记住5%,阅读过的内容能记住10%,见到的内容能记住30%,讨论过的内容能记住50%,亲自做的事情能记住75%,亲自做并教会别人做的事情能记住90%。因此,在人际沟通过程中,信息发出者应尽量使用多种途径传递信息,以使对方更好地理解并记住大部分信息。

(五)信息接收者

信息接收者是指接收信息并将信息解码的人,也是信息传递的最终目标。信息解码是指将接收到的信息通过理解,用自己的思维方式去表达这一信息。只有当接收者对信息的理解与发出者的信息全文相同或相近时,才能实现有效沟通。接收者由于教育程度、抽象思维能力、价值观念、生活背景的影响,对接收的信息可能有不同的理解及诠释。

(六)反馈

反馈是指信息接收者将所接收的信息解码后对信息发出者所做出的反应(包括生理和心理的改变),并通过动作、表情、语言等形式表现出来,提出自己的看法和建议的过程。反馈是沟通的核心,有效及时的反馈是极为重要的。例如,两个人聊天,其中一个人滔滔不绝,可是看到对方一点反应都没有,那么这个人可能也就不说了,交谈就会中断。因此,护士在交流时要针对患者的情况及时做出反应,并把患者的反馈加以归纳、整理,再及时地反馈回去。

只有通过反馈,信息发出者才能最终判断和确认信息传递是否有效。一般情况下,面对面的沟通反馈较为直接迅速,而通过辅助沟通手段进行的沟通反馈易被削弱。因此,护士在工作中应加强病房巡视,不能单纯依靠传呼器、监护仪等观察和了解病情。

沟通的"5W"模式

沟通模式是一种简化的对沟通性质和过程的表述。1948年拉斯韦尔首次提出了典型的线性沟通模式,指出沟通由5个要素组成:①传播者,即谁(who);②信息,即说了什么及怎么说(say what);③媒介,即沟通信息的渠道(in which channel);④接收者,即向谁说(to whom);⑤效果,即对沟通内容的意见、态度和行为(with what effect)。由于这5个要素的英文中均含有字母"W",故称为"5W"模式。

第二节　人际沟通概述

沟通无处不在、无时不有。人际沟通是一门复杂、重要的学问和修养,无论一个人从事何种职业,都必须和人打交道,不会和人打交道的人不仅事业会受到损失,而且难以适应社会。

一、人际沟通的概念及特点

(一)人际沟通的概念

人际沟通(interpersonal communication)是指为了达成一定的目的,人与人之间借助语言和非语言行为交换信息、思想和感情的过程。在沟通过程中,人既是行动者,又是反应者。人际沟通的结果不仅可以使双方彼此获得信息,而且可以促进双方建立一定的人际关系,因此人际沟通是人际交往的前提和条件。

 知识拓展

人际沟通的意义

心理学家认为,一个人除了 8h 睡眠外,其余时间的 70% 都用于直接或间接的人际沟通。社会学家认为,日常交往是人际沟通最重要的内容。可见,人际沟通渗透在我们生活的方方面面。没有沟通,就不可能有真正意义上的人类社会;没有沟通,人类社会的文明进步就不可能达到今天这种高度和水平。

人际沟通过程中不仅仅是单纯信息的交流,也有思想、观念和情感的渗透。人际沟通总是沟通者为了达到某种目的、满足某种需要而展开的。良好的人际沟通能促进人们之间的相互了解,调节人们的社会生活,使人们的行为能够更好地适应社会环境,从而使社会生活维持动态的平衡。

(二)人际沟通的特点

1. 客观性　沟通的发生不以人的意志为转移,它客观存在于人们的生活中,无论你是否愿意、自觉或不自觉,沟通随时随地都会发生。传统观念认为,只要我们不告诉别人自己的想法,别人就不会了解自己。实际上,在感觉可及的范围内,任何人在任何情况下都无法阻止沟通的发生。护士可以从患者的目光、表情和体态等非语言信息中了解患者当时的心理状态,如痛苦、恐惧、回避、拒绝等。

2. 情境性　人际沟通都是在一定的情境下进行的,现实生活中的时间、地点、场合以及沟通者的情绪、性格、文化程度、宗教信仰等都可能是影响人际沟通的相关因素。这些相关因素可以促进人际沟通的进行,也可以阻碍和制约沟通的效果。

3. 象征性 沟通中的语言性或者非语言性的符号都具有代表沟通者喜怒哀乐悲伤愁的象征意义。例如,非语言沟通的面部表情能够表现出一个人的喜怒哀乐,或者用文字书写如书信、文章等方式表达喜好厌恶,传达沟通者要表达的意思,表现出一种象征性的作用。

4. 目的性 人们在进行人际沟通时通常带有一定的目的,即使这个目的有时人们并没有意识到。例如,有一位支气管炎患者依然吸烟,护士为他的身体健康着想,希望他能够少吸烟甚至不吸烟,以便病情得到控制,因此不断地对他讲解吸烟对身体的危害。如果这位患者听了之后能够减少吸烟量或不吸烟,那么护士与患者进行沟通的目的就达到了。在大街上看到熟悉的人,我们常常过去打招呼,看起来好像这个沟通过程没有直接的意义,但实际上双方通过自然的、自发的方式表达热情友好、文明礼貌,即运用社交礼仪达到了沟通的目的。

5. 互动性 人际沟通不仅仅是简单的"信息传输",还是信息积极交流的过程。沟通的目的不在于行为本身,而在于沟通双方的互动反馈结果。如护士在给患者做健康教育时,必须密切观察患者表情、动作等非语言行为,以判断患者的接受能力和对疾病知识的掌握程度,从而提高健康教育的效果。

二、人际沟通层次及功能

(一)人际沟通层次

根据沟通的深度,可以把人际沟通分为 5 个层次。

1. 一般性沟通 一般性沟通又称应酬性沟通,指一般的社交应酬招呼语,如"您好""今天天气真不错""下班了""有空来家里坐坐"等。这种沟通一般没有实质性内容,不会使人感到紧张和不适,是比较浅层的沟通,有助于在短时间内打开局面和建立关系。一般性沟通不需要深入思考,不需要担心说错话,让人有安全感。

2. 陈述性沟通 陈述性沟通又称陈述事实沟通,是指沟通双方只客观陈述事实,不包含个人意见,不牵扯人与人之间的关系,不涉及任何个人感情色彩,只报告客观事实的沟通。这种沟通的目的是获得准确信息。在双方未建立充分的信任感时,可以多采用这种沟通方式。如在护理评估过程中,患者向护士陈述病情,护士向患者介绍病房环境、住院须知等。

3. 分享性沟通 分享性沟通是指沟通双方交流彼此的想法和判断的沟通。沟通双方已经建立了一定的信任后,可以向对方表达自己对某事的看法和意见。在这一层次上,护士应以关心、同情和信任的语言和行为鼓励患者说出自己对疾病的所有看法,推动沟通向更高层次发展。

4. 情感性沟通 情感性沟通又称交流感情沟通,是指沟通双方彼此之间已无戒备、有了安全感时进行的沟通。由于沟通双方彼此充分信任,自然愿意分享对某一问题的理解和看法,还会尊重和分享彼此之间的感情。在这一层次上,护士与患者交流时应做到坦诚、热情和正确地理解患者,为患者创造一个适宜的情感环境。

5. 共鸣性沟通 共鸣性沟通又称心有灵犀式沟通,是指沟通双方达到一种短暂的、信息沟通与理解完全一致的感觉。此时,甚至不用说话,可能一个眼神、一个手势,就能让对方完全理解,达到无声胜有声的境界。这种沟通是人际沟通中的最高层次。这一层次的沟通是双方信任度和参与度最高的,是双方彼此对某事的看法和观点达成了高度共识基础上的情感共鸣。只有非常相知的人,才会达到共鸣性沟通。

沟通双方彼此的信任度是决定沟通层次的关键因素。上述 5 个沟通层次是自然发展的过程,随着沟通双方交往时间的延续、情感投入的增加,会逐渐由低层次沟通进入较高层次沟通,但不能强迫沟通必须达到某个层次。

(二)人际沟通的功能

1. 生理功能 作为信息加工和能量转化系统的人类有机体,必须接受外界的各种刺激,并对这些刺激做出反应,必须与外界环境保持相互作用,才能维持正常的生命活动。心理学家赫伦曾经做过“感觉剥夺”实验,他将自愿受试者关在一个与光线、声音隔绝的实验室里,并将受试者身体的各个部位都包裹起来,以尽可能减少触觉体验。实验期间,除给受试者必要的食物外,不允许他们接受其他任何刺激。受试者单独待在实验室里,几小时后开始感到恐慌,进而产生幻觉……在实验室连续待了三四天后,受试者会产生许多病理心理现象,如出现错觉幻觉、注意力涣散、思维迟钝、紧张、焦虑、恐惧等。受试者的整个身心出现严重障碍,甚至连动作的准确性也受到严重损害,实验后需数日方能恢复正常。研究结果提示,缺少满意的沟通甚至危及生命。

2. 心理功能 人际沟通为人们提供探索自我及肯定自我的平台,人们希望从沟通中找到自己被肯定、被重视的感觉。通过与人交往,能够建立自我概念,包括对自己的观察、评价,对自己身份和角色的认识,对自己应该怎样做及别人对自己如何评价等方面的观念。人的自我概念是在与人沟通过程中逐步形成和发展起来的,并从别人的评价中调整和发展自我意识。人生活在一定的环境中必须通过沟通建立与他人的联系。与人相处的机会、能力丧失或减弱将会失去自我识别感,还容易导致心理失衡。在某种意义上,当前社会上出现的心理咨询、知心电话、心理热线等,都是为求助者提供一个开放性的沟通机会,是一种心理需要。

3. 社会功能 每个人都生活在一定的社会环境中,离开社会则无法独立存在。然而,生活在社会中的个体和群体大多都局限于一定的活动圈内,存在着或多或少的封闭性,要打开封闭,唯有沟通。人际沟通提供了社会功能,人们通过沟通的纽带联结成为社会群体,形成不同的社会关系。因此,人际沟通是整体社会运动的一种机制。社会中绝大多数的信息传播和反馈,都与人际沟通有关。人们凭借沟通的社会功能发展与维持跟他人间的关系。凭借沟通,人们可以发展、改变或者维护社会关系;凭借沟通,个体可以接收社会信息,学习社会知识,并联合起来进行社会活动;凭借沟通,人们可以树立社会意识,增强岗位能力,优化综合素质,强化团队协作精神,逐步成为社会所需要的合格人才。

4. 决策功能　人们在生活中无时无刻不在进行各种决策。有的时候,人们依靠自己作出决策;有的时候,则需要与他人商量后再做决定。而正确和适时的信息是做有效决策的前提,人际沟通刚好能满足人们对信息的交换和掌握。因此,我们要通过各种渠道收集信息,特别关注与他人交流中获得的信息,来帮助我们进行决策。如经常与患者及家属进行交流沟通,会影响护士对患者采取的护理措施和护理效果。

5. 调节功能　调节是协调人与人之间的行为,使之在社会生活中保持平衡,避免产生相互干扰或矛盾冲突。人际关系建立后,如果缺乏必要的正常沟通,会使关系停滞,流于形式,或产生隔阂误会、矛盾纠纷,甚至会使关系恶化或中断;相反,通过适当的沟通,人际关系往往得到协调和改善,并使之朝着健康的方向发展。例如,医院要保持良好的医疗环境,学校要保持井然的教学秩序,都必须制订相应的规范和行为准则,这些规范和准则依靠人际沟通发挥作用。沟通将信息传递给每位社会成员,促使人们的行为保持一致。同时,沟通还能够传播健康的社会思想,促使人们的社会行为规范化,形成良好的社会心理氛围。

三、人际沟通的影响因素

人际沟通是一个复杂的过程,任何一个环节发生障碍,都会影响人际沟通的顺利进行和效果。一般来说,影响人际沟通的因素有个人因素、环境因素、信息因素和组织因素。

(一)个人因素

1. 生理因素　健康的身体有利于沟通双方的表达和交流。任何一方生理上的缺陷或不适都会影响沟通,如智力低下、精神疾病、神志不清、盲聋哑者永久性的生理缺陷等,其语言和思维能力将影响到对信息的表达和理解,与其沟通应采取特殊的沟通方式。暂时性的生理不适或身患疾病,如疼痛、疲劳、昏迷、失忆等,容易导致沟通者注意力分散,影响正常沟通和沟通效果,甚至不能沟通。

2. 心理因素　影响人际沟通的心理因素有很多,包括情绪、认知、个性、态度、角色等。情绪是一种感染力很强的心理因素,轻松愉快的情绪能增强人的沟通兴趣和能力,而生气烦躁的负面情绪可以干扰人对信息的传递和反应。认知是指人对生活中所发生的事件所持有的观点。由于个人经历和所受教育程度的不同,人们对事物的认知有很大差异。一般来说,知识水平越接近,沟通越容易。个性是一个人内在气质的外在表现。热情直爽的个性容易与他人沟通,冷漠拘谨的个性很难与他人沟通。态度是指人对自己接触的事物所持有的相对稳定的心理倾向,并以各种不同的行为方式表现出来。诚恳谦虚的态度有助于沟通,虚伪骄傲的态度不利于沟通。角色是指一个人在社会结构中所处的一个特定的位置。一个人所扮演的角色不同,其语言行为表现有很大差异,如不同职业的人在沟通中有"隔行如隔山"的感觉。因此,在护患沟通中,护士不仅要调整好自己的情绪和态度,注意考虑患者的知识水平和社会角色,还要尽力引导患者保持良好的情绪状态,运用通俗易懂的语言保证沟通的有效性。

 读一读

有一个秀才去买柴,他对卖柴的人说:"荷薪者过来。"卖柴者听不懂,愣住了,不敢移步。秀才只好走上前问:"其价如何?"卖柴人仍然听不懂,只听见有个"价"字,就告诉了秀才这担柴的价格。秀才接着说:"外实而内虚,烟多而焰少,请损之。"卖柴人更听不懂了,担起柴转身要走。秀才心想,只有这一个卖柴的,天气又冷,没柴如何取暖? 情急之下说道:"你这柴表面看起来是干的,里面却是湿的,烧起来肯定烟多火少,便宜点吧!"

3. 文化因素 文化是指沟通双方的社会文化背景,包括知识、信仰、习俗和价值观等,它规定和调节人的行为。不同文化背景的人,表达思想感情的方式不同,很容易在沟通中产生误解,造成沟通障碍。一般来说,文化传统相同或相近的人在一起会感到亲切、自然,容易建立相互信任的沟通关系。当沟通双方文化传统有差异时,理解并尊重对方的文化有利于沟通。在护患沟通过程中,要特别注意宗教背景和东西方文化的差异。

4. 语言因素 语言是极其复杂的沟通工具,一口标准流利的普通话是良好沟通的前提,而不同的语气、语调表达出的信息则大相径庭。如何把话说得明白、恰到好处,都需要语言技巧。护士应重视自己的语言训练和表达技巧,恰当温馨、"润物细无声"的语言不仅能保证沟通顺利进行,还可以减轻患者的病痛。

5. 其他因素 沟通双方的年龄、沟通的时间长短、肢体语言、沟通技巧等也是影响沟通的重要因素。例如,婴幼儿的语言表达能力有限,老年人听力、视力、反应能力减弱。不同年龄、社会阅历经验、沟通时注意力集中的时间、沟通时的眼神等均可影响沟通的效果。

(二)环境因素

环境因素主要是指环境的舒适程度,如温度、湿度、光线、噪声、布局、装饰、氛围等。沟通场所的选择会影响沟通者的心情和沟通效果。

1. 安静度 安静的环境是保证语言沟通信息有效传递的必备条件。嘈杂的环境将影响沟通顺利进行,也是影响沟通的重要因素。人们生活的环境中有很多噪声,如汽车喇叭声、门窗开关的碰撞声、电话铃声、脚步声、喧哗声、邻室的音乐声以及与沟通无关的谈笑声等。这些噪声令沟通者心烦气躁,甚至会造成对信息的误解,很大程度上影响沟通正常进行。因此,护士在与患者进行交流前,应尽量排除一些噪声源,安排好交谈环境,避免分散注意力,为护患双方创造一个安静的沟通环境,以便达到有效沟通。根据世界卫生组织规定的噪声标准,白天医院病房较理想的声音强度为 35～40dB。

2. 舒适度　室内光线过暗或过强,室温过高或过低,室内气味难闻,都会使沟通者精神涣散,影响沟通者的注意力。简单舒适的环境氛围有助于沟通顺利进行。一般情况下,在医院这一特定环境中进行护患沟通,患者身处病房,面对身着工作服的医务人员,会产生恐惧、压抑的心理感受,从而限制和影响沟通。目前一些综合医院病房设计围绕护士站呈放射状分布,在儿科病房选用暖色调,以增加温馨感,减少恐惧感。为患者创造一个安静整洁、舒适安全的环境,有利于护患沟通。

3. 距离　在人际交往中,人们有意或无意地保持一定距离。当个人的空间和领地受到限制和威胁时,人们会产生防御反应,从而降低交流的有效性。当双方的距离较大时,沟通往往不融洽,易产生对抗情绪。只有在适宜的沟通距离时,沟通双方才会觉得轻松、自然、友好。沟通的距离不同,还会影响沟通的参与程度。护患沟通时也应注意保持适当的距离,既让患者感到亲近,又不对其造成心理压力。同时,还要注意沟通双方的座位位置,尽量用平等的位置交流。

4. 隐秘性　护患沟通中可能涉及一些个人隐私,患者不希望其他无关人员在场,否则会影响其表达和配合而干扰沟通。因此,护患沟通时要考虑环境的隐秘性,条件允许时最好选择无人打扰的房间,以解除患者顾虑,保证沟通有效进行。

（三）信息因素

1. 信息混乱　信息的内容影响沟通效果。与个人相关的信息容易引起对方的注意,有逻辑关系的信息比混乱的信息更容易沟通。人们对信息内容的兴趣依次为:与人有关的信息最感兴趣,对事物的信息比较感兴趣,对纯理论的信息一般不感兴趣。因此,在护患沟通前期准备时,护士一定要对所要传递的信息进行梳理,把握好逻辑顺序,防止信息混乱。

2. 信息超量　信息超量是指发出的信息量过多,超过了信息接收者的理解反应能力,从而造成沟通不畅。例如,护士对患者介绍病情或相关注意事项时,不管患者或家属的接受程度,在很短的时间内将有关病情和要求全部讲出来,造成患者或家属一时难以理解,就会严重影响护患沟通效果。

（四）组织因素

1. 传递层次　信息的传递层次越多,失真的可能性越大。组织庞杂,层次繁多,会增加人与人之间的距离,也会增加信息传递的中间环节,造成信息传递减慢或失真,直接影响信息传递的质量和速度。因此,尽量减少组织层次和信息传递环节能够保证沟通信息的准确无误。

2. 传递途径　信息传递的途径以单向传递居多,很少考虑由下往上的反映渠道,经常出现信息传递不全面、不准确,甚至出现上级决策时无法接收下级的建议和意见。因此,应从多方面增加沟通途径,畅通沟通渠道。

第三节 学习人际沟通的意义和方法

一、学习人际沟通的意义

社会属性是人的本质属性,人对社会的依赖在很大程度上体现在个人与个人、个人与群体、群体与群体之间的交流沟通上。因此,具有良好的沟通能力是成功的关键,而人际沟通对于改善人际关系、调整和转变人的行为、提高沟通能力都具有十分重要的意义。

(一)个体生存的需要

个体在社会群体中生存与发展离不开人际沟通。沟通能力影响一个人的生存与发展,是决定一个人成长、成功的重要因素。通过人际沟通,有助于正确认识自我和评价自我,从而找到自己恰当的社会位置,为自己的发展创造有利条件。

(二)获取信息的需要

通过人际沟通,可以收集、存储各种信息,了解他人对某事的看法和观点,以便得到更多的依据来应对周围环境和事物的变化,也可以依此来预测未来的发展,提前做好应对。同时,通过人际沟通,能够促进人们互通信息、相互学习、交流思想、表明态度、表达愿望、开阔视野、增加知识,促进个人能力的提高,培养良好的品格。

(三)社会整合的需要

人类生存离不开人与人之间的交往,没有人际交往,就不会形成和发展人的各种社会关系,也不会产生人类与自然的关系。通过人际沟通,可以明确人们在社会各种关系中的角色定位。相同特点的人整合为一个群体,群体之间的沟通可以增进不同人群的相互了解,更加和谐地与人共处,维护社会稳定,发挥团队合作,也有助于个人心理健康。护理工作的团队合作极为重要,良好的人际沟通能够增强群体的凝聚力,创建高效率团队。

(四)管理工作的需要

沟通是一个把组织的成员联系在一起实现共同目标的手段。管理就是沟通、沟通、再沟通。管理中 70% 的错误是由于不善于沟通造成的,沟通渗透于管理的各个方面。

(五)护士职业的需要

作为一名合格的护士,服务的对象就是不同的群体和个体,不仅要有扎实的理论知识和娴熟的实践技能,而且要具有与他人良好沟通的能力,这样才能高质量完成护理服务工作。

二、学习人际沟通的方法和要求

(一)提高认识,重视人际沟通能力的培养

人际沟通能力对于现代社会的每一个人来说都十分重要。但调查发现很多在校学生对人际沟通还认识不清,并不是很重视,认为学好专业知识就行了,沟通能力与自己没有

太大关系,还有一些性格内向的同学自卑地认为自己的沟通能力天生就不行。因此,提高沟通能力,首先就要改变观念、提高认识。沟通能力是护理人员出色完成护理工作的基本能力,沟通能力的高低往往影响到其他专业能力的正常发挥。沟通能力不是天生的,而是后天不断学习和训练而培养和提高的,这样的例子不胜枚举。只要从思想上重视对人际沟通能力的培养和锻炼,就一定能塑造良好的沟通能力。

(二)乐于学习,掌握人际沟通的基本内容和技能

态度决定一切,有了正确的认识,就要采取积极主动的态度学习人际沟通的基本内容、基本方法和基本技能,不断提高自己的人际沟通方法和能力。

(三)从心做起,牢记人际沟通的基本原则

人际沟通是人与人的交流,应真诚相待,从心做起,体会和理解他人的感受,把握人际沟通的基本原则。人际沟通的基本原则主要有尊重原则、真诚原则、主动原则、理解原则、宽容原则。每个人都有自尊心,都期望得到别人的尊重和欣赏。尊重原则要求沟通双方要自律自己的言谈和行为举止,尊重对方的文化背景、人格和生活习俗等。真诚是打开别人心灵的钥匙,真诚起源于良好的动机,真诚的人使人产生安全感,减少自我防卫和抵触,真诚才能换来真诚,便于沟通交流的顺畅进行。主动对人友好,主动表达善意,容易使人产生受重视和被尊重的感觉,愿意继续交流下去。理解原则要求沟通者善于换位思考,设身处地地考虑和体会对方的心理状态和感受,这样才能产生与对方趋向一致的共同语言。沟通不仅是信息的传递,更是对信息的理解和反馈。宽容原则要求沟通双方要心胸宽阔,把原则性和灵活性结合起来,力求以谦恭容忍、豁达宽容的态度来对待各种分歧、误会,赢得对方的配合与尊重,促进沟通顺畅进行,创造融洽的沟通氛围。

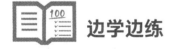 **边学边练**

将班上同学分成若干小组,每组一名负责人、一名发言人。在负责人的带领下讨论以下问题,然后发言人作出小结并向全班汇报讨论情况。

1. 沟通对我们的生活工作有哪些重要意义?
2. 回想你过去在沟通中的经验教训,说出来与大家交流分享。

三、加强训练,培养良好的沟通能力

人际沟通是一种能力,也是一门艺术,只有多实践、多训练、多应用,才能真正掌握并成为自己的一种行为习惯和能力。沟通的最高境界是:说要说到别人很愿意听,听要听到别人很愿意说。

(一)沟通先练胆,找到自信最关键

优秀的沟通能力不是与生俱来的,是成长环境和自身态度决定的,不管是通过何种方

式得到了增强，必定都是需要练习和积累的。有些人很有想法和见解，却表达不出来，这就是胆量出了问题。想要改变这个现状，就要勇敢地去练习。可以先找自己的亲人聊天，随便找两个话题进行探讨，先不要考虑整场聊天的结果和效果，抓住一个中心点，只要能大胆地表达自己的看法就行。

（二）先学会倾听，迅速总结关键词

懂得倾听的人才是真正的沟通能手。倾听不代表只听不说，而是多听少说，在别人说的时候要有响应，附和对方的话题，提出肯定的意图，适当表达自己的观点，对方才愿意多说。在沟通过程中要快速地思考，强迫自己从多角度去思考对方的话语，并将对方可能需要表达的意图记在心里。

（三）练习语气语速，找到恰当的说话方式

与人沟通时，语调和语速是至关重要的。找到适合自己的语调和语速决定了沟通的效果。在与亲朋好友的沟通中去寻找语调，不断变换调门，询问对方哪种调门听得比较舒服，大多数人都认同的某个调门就是着重要练习的方向。正常人的语速大概是每分钟120～200字。语速的快慢应该结合自身头脑的反应速度来决定，说得太快，咬字不清，对方听不懂，说得太慢，对方会产生厌烦。

（四）积累沟通词汇，学会赞美

良好的沟通是从第一印象开始的，能否给予对方一个良好的印象，是决定沟通效果的关键性因素之一。懂得赞美，是每个人必备的话术和技能。多累积一些赞美类的词汇，细心观察对方的行为举止，总能找到赞美对方的机会。在沟通的过程中，多使用肯定对方的语言，适当加上赞美之词，可以达到事半功倍的效果。例如，对方说他喜欢运动，你就可以说："真没想到像您这样的成功人士，百忙之中还能坚持运动，这份自律真是值得我们学习。"

沟通能力影响着人生的很多方面，提高沟通能力是人生的必修课，不可忽视。

本章小结

本章学习的重点是掌握沟通和人际沟通的概念、沟通要素和人际沟通的影响因素，难点是学会沟通的基本训练方法。沟通就是信息交流，由信息背景、信息发送者、信息、信息传递途径、信息接收者及反馈6个要素组成，反馈是保证沟通进行的重要环节。人际沟通具有客观性、情境性、象征性、目的性和互动性的特点。人际沟通不仅能保持个体的生理、心理处于平衡状态，还能使个体适应社会、正确决策、更好地调节人与人之间的关系。人际沟通过程中受到个人因素、环境因素、信息因素和组织因素的影响，其中个人因素和环境因素非常重要，正确认识人际沟通的影响因素能帮助人们进行有效沟通。对护士而言，良好的沟通能力是完成工作任务、胜任岗位职责必备的能力。

（常平福　胡秀英）

思考与练习

1. 什么是沟通? 沟通有哪些基本要素?

2. 什么是人际沟通? 举例说明人际沟通的类型和层次。

3. 人际沟通有哪些影响因素?

4. 结合实际说明人际沟通在护理工作中的作用。

5. 你的人际沟通能力与你的专业能力相比较,你认为哪一个更重要? 为什么?

第二章 | 人际关系

02章 数字内容

学习目标

1. 具有建立良好人际关系的意识和能力。
2. 掌握建立良好人际关系的意义、影响因素和人际关系理论。
3. 熟悉人际关系的概念、特征和建立良好人际关系的原则。
4. 了解人际关系的行为模式及人际关系与人际沟通的辩证关系。
5. 学会应用人际认知效应、人际吸引规律建立和发展良好的人际关系。

　　人是社会的人,总要与不同的人进行交往并建立各种各样的人际关系,才能适应这个社会。心理学家希尔对 500 多位成功者进行研究,总结出:成功 = 人际关系(75%)+ 业务能力(20%)+ 机遇(5%)。由此可见,良好的人际关系是成功的第一要素。那么,建立良好和谐的人际关系就显得尤为重要了。

第一节　人际关系概述

 工作情境与任务

导入情境:

患者家属来到护士办公室,要求特许患者使用自备的微波炉。

患者家属:"护士长,我妹妹好可怜,有时想吃点热饭热菜,我把微波炉带来了,请您准许使用。"

护士长:"我也很同情你妹妹,但病房是不允许使用电器的,你看我办公室使用的微波炉也要有用电许可证才能使用。这样吧,你妹妹的饭菜拿到我办公室来热,可以吗?"

患者家属:"微波炉我已经带来了,您就允许吧!"

护士长:"不好意思,我不能违反原则。"

患者家属:"那就到您办公室热,太麻烦您了!"

护士长:"没关系,应该的!"

工作任务:

护士长既说服患者及其家属遵守规章制度,又解决了患者的实际困难。护士长运用互利原则与患者家属建立良好的人际关系,请列举出建立良好人际关系的原则和意义。我们在生活和工作中运用哪些理论来指导我们建立良好的人际关系?

一、人际关系的概念

人际关系(interpersonal relationship)是指人们在社会生活中通过相互认知、情感互动和行为交往所形成和发展起来的人与人之间的相互关系。相互认知是建立人际关系的前提,情感互动是人际关系的重要特征,而行为交往则是人际关系的沟通手段。

二、人际关系的特征

(一)社会性

人是社会的产物,社会性是人的本质属性,也是人际关系的基本特点。建立和发展人际关系是个人参与社会生活的基本方式。

(二)复杂性

人际关系的复杂性体现在两个方面:一是人际关系的主体具有高度个性化和以心理活动为基础的特点;二是人际关系的外在条件与影响因素具有复杂性。

(三)多重性

多重性是指人际关系具有多因素和多角色的特点。每个人在人际交往中扮演着不同的角色,如在患者面前扮演护士角色,在同事面前扮演朋友角色等。在扮演各种角色的同时,又会因精神因素或物质利益,导致角色的强化或减弱,从而使人际关系具有多重性。

(四)多变性

人际关系的建立与发展是一个不断发展变化的动态过程,它随着年龄、环境、条件的变化而不断发展变化。当一个人经历少年、青年、中年、老年等人生的不同阶段时,其交往的目标、兴趣也会随着社会心理、文化环境、交往条件等方面的变化而发生变化。

(五)目的性

人际关系在建立和发展过程中均具有不同程度的目的性,交往的根本目的在于满足双方的各种社会需要。随着经济社会的发展,人际关系的目的性更加突出。

三、建立良好人际关系的意义

和谐、友好、积极的人际关系是社会生活中人与人之间进行交往的基础,它对人们的日常生活乃至各种社会活动都是必不可少的。

(一)增进思想感情交流

在社会生活中,我们每个人都不可能孤立地存在,必须与他人进行交往。一个和谐健康的人际关系群体可以营造一个理解、友爱、信任的客观环境。在这种环境中,人与人思想感情上的交流可以使人从中汲取力量,增强信心,处在一种舒畅、乐观的精神状态中,形成自信、积极的人生态度,道德情操、心理环境得到净化,思想境界得到升华。友好和谐的人际关系也可以使我们交到更多的朋友,对事业的成功有很大的帮助。

(二)促进信息沟通

在信息量激增的今天,若不建立和谐的人际关系并进行人际交往,就不能尽快获得信息。在现代社会,掌握了信息就等于加大了成功的砝码。

(三)益于团队合作

整体效应是指组成群体的所有个体之间相互结合、相互作用而形成的总体作用或效果。良好的人际交往可以避免群体的"内耗力""负合力",能够激发个体潜能,形成互补,产生合力,通过取长补短增强整体效应。

四、建立良好人际关系的原则

建立良好的人际关系必须遵循以下 5 个原则。

(一)尊重原则

尊重包括两方面:自尊和尊重他人。自尊,就是在各种场合都要维护自己的尊严,不刻意讨好对方而违背自己的意愿;尊重他人,就是要尊重他人的人格和价值。"敬人者人恒敬之",只有尊重他人,才能得到他人的尊重。

(二)诚信原则

以诚待人、恪守信义是人际交往得以延续和深化的保证。"与朋友交,言而有信",只有诚以待人,交往关系才能得以巩固和发展。

(三)宽容原则

在人际交往中难免会产生误解和矛盾,双方如果能以宽容的态度对待对方,就可以避免很多冲突,人与人之间的关系会更加融洽。

(四)互利原则

在人际交往中,双方不论是在物质上还是在精神上都要讲付出和奉献,互利互惠,既要保持礼尚往来,又不能违法乱纪,从而维持和发展与他人的良好关系。

（五）适度原则

在人际交往中要注意把握分寸、尺度,即使朋友之间也不能说过头话,提非分要求。交往的广度、时间、频率都要适度,不然容易分散精力,影响学习或工作,也容易陷入小圈子,形成排他性,疏远了可交的朋友。

五、影响人际关系的因素

一般来说,影响人际关系的因素主要有7个方面。

（一）仪表形象

仪表形象是指人的外表,包括容貌、姿态、服饰等,它是构成人际吸引力的一个重要因素。不同的穿着打扮,代表着不同的身份、角色。尤其在人际交往初期,仪表表达出的意义胜过语言,决定着对接触对象的综合判断。例如,我们在面试时注意仪表形象,会增加成功的可能性。

（二）空间距离

空间距离的远近可以影响人际关系的疏密程度。住所相邻、座位相近,或者是同一小组、同一科室、同一宿舍等,双方更容易熟悉、了解,人际关系也就更加密切。

（三）交往频率

人们接触的次数称为交往频率。交往的次数越多,越容易有共同经验、共同话题和共同感受,因而越可能建立密切的关系。尤其对素不相识的人来说,交往频率在形成人际关系的初期起着重要的作用。

（四）相似性

人们彼此间某些相似的特征是导致相互吸引的重要原因。相似性因素有很多,包括年龄、性别、学历、兴趣、性格、信念、价值观和社会地位等。研究表明,随着交往的深入,彼此间的态度和价值观越相似的人,相互间的吸引力越强。

（五）互补性

具有一些互相对应的个性风格的人,较容易结成互补关系的伙伴。如支配欲较强的人,喜欢和依赖性较强的人交往。研究证明,互补性因素增进人际吸引往往发生在异性朋友和夫妻之间。

（六）个性品质

在影响人际关系的诸因素中,个性品质是相对稳定的最重要的因素。优良的个性品质主要包括真诚、热情、乐观、宽容、善良、机智、乐于助人等。具有优良的个性品质的人,对人有较强的吸引力。

（七）沟通技巧

沟通技巧也是影响人际关系的重要因素。护士在工作中运用良好的沟通技巧,有利于了解患者,可以使护理工作更加顺利、有效地进行。沟通技巧涉及许多方面,如用心倾听、恰当提问、真诚赞美、幽默批评等,具体内容将在第五章详细讲述。

第二节　人际关系与人际沟通

一、人际关系与人际沟通的辩证关系

人际关系与人际沟通既有联系又有区别。

（一）建立和发展人际关系是人际沟通最直接的目的和结果

人际关系是人们相互联系的纽带,是在人际沟通的过程中建立和发展起来的。任何性质、任何类型的人际关系的形成,都是人与人之间相互沟通的结果。良好的人际关系是人际沟通的目的所在。

（二）顺利的交往与沟通以良好的人际关系为基础和条件

人际交往与沟通一般在两个层面展开:内容层面和关系层面。内容是指沟通中传递的信息,关系是指沟通中相互结成的心理关系。在沟通中,如果各方处于心理关系亲近、情感体验愉快的良好状态,内容沟通就可以顺利展开;反之,内容沟通就会产生障碍。

（三）人际关系与人际沟通研究的侧重点不同

人际关系重点研究人与人在沟通基础上形成的心理和情感关系,人际沟通重点研究的是人与人之间联系的形式和程序。

二、人际关系行为模式

社会心理学家舒茨提出了人际需要三维理论,认为每一个个体在人际互动过程中都有 3 种基本的需要,即包容需要、支配需要和情感需要,它们的形成与个体的早期成长经验密切相关。

（一）3 种基本的人际需要

1. 包容需要　包容需要是指个体想要与人接触、交往、隶属于某个群体、与他人建立并维持一种满意的相互关系的需要。在个体早期的成长过程中,如果与人或社会交往过少,缺乏正常的交流,其包容需要没有得到满足,在与人交往时就会产生焦虑,拒绝参加群体活动;相反,如果个体在早期能够与父母或他人进行适当的交往,就不会产生焦虑,会依照具体的情境来决定自己是否应该参加群体活动,营造良好的人际关系。

2. 支配需要　支配需要是指个体控制别人或被别人控制的需要,是个体在权力关系上与他人建立或维持满意人际关系的需要。个体在早期生活经历中,如果成长于既有要求又有自由度的环境里,个体就会形成既乐于顺从又可以支配的民主型行为倾向,能够根据实际情况适当地确定自己的地位和权力范围;如果个体早期生活在高度控制或控制不充分的环境里,就倾向于形成专制型或服从型的行为方式。专制型行为方式的个体表现

为倾向于控制别人,喜欢拥有最高统治地位。服从型行为方式的个体表现为过分顺从、依赖别人,不愿意对任何事或他人负责任。

3. 情感需要　情感需要是指个体爱别人或被别人爱的需要,是个体在人际交往中建立并维持与他人亲密的情感联系的需要。当个体在早期经验中没有获得爱的满足时,就会倾向于形成低个人行为,表面上对人友好,但在内心深处却与他人保持距离,总是避免亲密的人际关系;如果个体在早期经历中被过于溺爱,就会形成超个人行为,在行为表现上强烈地寻求爱,过分希望自己与别人有亲密的关系;而在早期生活中经历了适当的关心和爱的个体,则能形成理想的个人行为,能够依据具体情况与别人保持一定的距离,也可以与他人建立亲密的关系。

(二)6 种基本的人际行为模式

上述 3 种基本的人际需要都可以转化为行为动机,使个体产生行为倾向,而个体在表现 3 种基本的人际需要时又可分为主动和被动两种情况,于是个体的人际行为倾向就可以划分为 6 种(表 2-1)。

表 2-1　人际关系行为倾向

基本人际需要	行为倾向	
	主动性	被动性
包容需要	主动与他人交往	期待被别人接纳
支配需要	支配他人	期待他人支配
情感需要	主动表示友好	期待他人情感表达

一个包容动机很强,同时行为主动,情感动机又很强的人,不仅喜欢与别人交往,积极参加各种活动,而且还会关心爱护别人,自然也会受到大家的爱戴。由此可见,在日常工作和生活中,掌握并应用好人际需要三维理论,可以提高自身的人际交往能力。

三、人际关系基本理论

(一)人际认知理论

1. 人际认知　人际认知是指个体推测与判断他人的心理状态、动机、意向及人际关系的过程。个体与个体之间正是通过相互认知而实现情感互动的。正确的人际认知可以提高人际交往的有效性。

2. 认知效应　人际认知方面具有一定规律性的相互作用称为人际认知效应。

(1)首因效应:在与陌生人交往时,通常最先接收到的信息(首因)会受到较多的注意,对形成认知印象会产生最大的影响,这种现象在心理学中被称为首因效应。通常所说的"先入为主",便是这个意思。

（2）第一印象：对于不熟悉的交往对象，第一次接触后所形成的综合印象称第一印象。构成第一印象的重要成分是性别、年龄、容貌、服饰、表情等外在表现。认知者从被认知者那里接收到这些信息后，通过联想、想象和推理等心理活动，对信息进行主观的加工处理，从而形成对被认知者的综合性的印象，也称"初次印象"。在人际交往中，首因效应是由单个因素形成的，是产生第一印象的重要因素。而第一印象则是多个因素综合而成的，具有比较牢固的持久性和稳定性。

（3）近因效应：在人际交往时，人们常常会比较重视新的信息，而相对忽略旧的信息，这种因最近或最后获得的信息而对总体印象产生的最大影响的效应便是近因效应。近因效应不同于首因效应，主要产生于熟人之间。通常所说的"喜新厌旧"，即是近因效应的结果。

（4）社会固定印象：又称刻板印象，是指人们对于某类人或事物已经形成的固定看法和印象。这种印象包含了这类人或事物的一些固有的和一般的特征，人们只要一见到这类人或事物，就会认为他们必然会具有这些特征。这种印象容易导致认知偏差。

（5）先礼效应：在人际交往中，要向对方提出批评意见或某种要求时，先用礼貌的语言行为开始，以便对方容易接受，从而达到自己的目的。因为先礼过程可以让对方感受到善意和诚恳，所以就能比较乐意接受批评或要求。

（6）晕轮效应：也称月晕效应、光环效应，是人际交往中对一个人的某种人格特征形成印象后，以此来推测此人其他方面的特征。如人们常说的"一白遮百丑"，就是这种现象。

（7）免疫效应：当一个人已经接受并相信某种观点时，就会对相反的观点产生一定的抵抗力，即具有了一定的"免疫力"，这称为免疫效应。

3. 人际认知效应的应用策略　在人际交往中，合理应用人际认知效应才能比较准确地认知交往对象，建立和发展良好的人际关系。

（1）避免以貌取人：首因效应和第一印象虽然重要，但不一定完全准确，需要在长期的交往中深入观察，及时修正由此而产生的人际认知偏差。

（2）观察一贯表现和动态发展：要准确、客观地评价一个人，就必须观察他的长期表现和近期的变化与进步，既要看到他的优点，又不能忽略其缺点，这样才能较准确地认知交往对象。

（3）了解个性差异：尽管某类人可能会有其固有的相似特征，但人与人之间个性的差异是客观、普遍存在的，在交往中要充分了解这种个性差异，以免产生认知偏差。

情商

情商通常是指情绪商数（EQ），即人们对自我情绪的认知和控制、自我激励、耐受挫折、对他人情绪的认知以及与他人有效沟通的能力。情商是心理学家戈尔曼首先提出来的。长期以来，人们习惯于将智商（IQ）作为衡量人才的标准。智商决定人生的起点，情商决定人生的高度。当今社会，人们面对的是快节奏的生活和复杂的人际关系，没有较高的情商是难以获得成功的。情商高的人，人们都喜欢同他交往，总是能得到众多人的支持，往往能获得更多的成功机会。情商不是先天性的，更多地与后天的学习与培养息息相关。

（二）人际吸引理论

1. 人际吸引　人际吸引是指人与人之间相互喜爱、相互接纳的亲密的心理关系。它是人际关系的一种积极的心理状态。

2. 人际吸引的规律

（1）相近吸引：是指人们彼此由于时间及空间上的接近而产生的吸引，如同事、老乡、同学、同龄等。俗话说"远亲不如近邻""近水楼台先得月"，都说明了时空上的接近是人际吸引的重要因素。

（2）相似吸引：是指人们彼此之间因某些相同或相似的特征而产生的吸引，如相似的态度、兴趣、价值观、学历和社会地位等。"共同语言""物以类聚"就是相似吸引的表现。

（3）相补吸引：当交往双方的个性、需要以及对对方的期望成为互补关系时，就会产生强烈的吸引力。如脾气暴躁的人与脾气随和的人一起工作时，就能相互取长补短，提高工作效率。

（4）相悦吸引：是指人与人在情感上相互喜欢、接纳而产生的吸引。由于相悦，就会在心理上产生愉快和满足感，可以提高人际交往的效率。

（5）仪表吸引：是指交往双方在人际认识的初期，通过对其仪表的观察来判断个体的内心世界而产生的吸引。好的仪表容易建立良好的第一印象。

（6）敬仰性吸引：是指单方面对交往对象的某种特征的敬仰而产生的人际吸引。如交往对象的能力、成就、品格等，都会产生光环吸引力。追星现象就是这个规律的例证。

（三）人际冲突理论

人们一般把矛盾视为冲突，冲突即矛盾，但矛盾并不都是冲突，只有当矛盾激化到一定程度，才会以冲突的形式出现。冲突发生在群体中，这个群体可以是正式群体，也可以是非正式群体。群体由个体构成，个体之间存在差异，有差异就有冲突，而差异是始终存在的。因此，虽然旧的冲突不断被解决，但是新的冲突仍会不断出现。当然，除了个体与个体之间的冲突，个体与群体甚至群体与群体之间都会发生冲突。解决冲突也是人际沟通的一项重要内容。

　　人际冲突泛指人与人之间因矛盾而引起的相互排斥、抵触、争执、对抗和争斗现象。个体与个体之间、群体与群体之间、民族与民族之间、国家与国家之间,都会因为种种原因,如思想、经济、文化的不同而产生冲突。总之,当人们发现彼此的行为与各自的利益相左而无法取得回报时,他们之间就会出现冲突。人际冲突分为建设性冲突和破坏性冲突。人际冲突的内容将在第五章第三节详细讲述。

本章小结

　　本章的学习重点是掌握建立良好人际关系的影响因素和人际关系理论,难点是学会应用人际认知效应、人际吸引规律建立和发展良好的人际关系。通过本章的学习,了解人际关系是人们在社会生活中通过相互认知、情感互动和行为交往所形成和发展起来的人与人之间的相互关系。相互认知是建立人际关系的前提,人际认知中存在着诸如首因效应等各种认知效应,要合理应用,以建立和发展良好的人际关系;情感互动是人际关系的重要特征,人际吸引是以情感为主导的,要合理利用人际吸引规律,增进人际吸引;行为交往则是人际关系的沟通手段,掌握建立良好人际关系的原则、意义及影响因素,对建立和发展良好的人际关系具有十分重要的意义。

（胡秀英　岳卫红）

思考与练习

1. 什么是人际关系? 它有哪些特点?
2. 影响人际关系的因素有哪些?
3. 人际认知效应有哪些? 在应用时应讲究哪些策略?
4. 人际吸引的规律有哪些?

第三章 | 语言沟通

03章 数字内容

学习目标

1. 具有良好的语言沟通能力和职业素养。
2. 掌握语言沟通的基本原则和策略技巧。
3. 熟悉语言沟通的特点、作用、类型。
4. 了解语言沟通的基本概念。
5. 学会正确运用语言沟通的策略技巧进行有效的沟通。

 工作情境与任务

导入情境：

某市民来到献血车前，观看挂在门口的宣传板，一名护士微笑着迎上去：

护士："先生，您好！您愿意了解献血吗？"

市民："嗯，是的，可我担心献血会对身体有影响。"

护士："健康人适量献血，对身体不会有影响。"

接着护士请该市民上车坐下喝水，并发给他一本宣传册，然后和医生一起向他介绍献血知识。该市民做了相关检查后，躺在献血椅上开始献血。

护士（仔细观察采血部位）："您感觉还好吗？"

市民："还不错。"

工作任务：

1. 护士与该市民的交流沟通解除了他的顾虑，成功献血。请同学们列出护士语言修养要求及护患沟通中的常用语言。

2. 请同学们2人一组，分别扮演护士和献血者进行沟通，然后写出自己的感悟。

语言沟通（language communication）是指在一定的社会环境下，人们借助共同的语言符号系统，在个人或群体之间交流和传递观点、思想、知识、爱好、情感及愿望等信息的过程。这种表情达意的语言沟通活动，具有获取信息资料、调节人际关系、促进心理健康、增强社会活动能力、提高职业素养等功能。在现实生活中，人们使用本地区、本民族、本国或外国的语言，运用口头沟通、书面沟通和电子沟通等语言符号系统为载体，进行沟通。

第一节 交 谈

一、概 述

（一）含义

交谈（conversation）是指双方（或多方）以对话的形式进行思想、情感、观点、信息交流的过程。交谈是最主要的语言沟通方式，主要以口头语言为载体进行信息传递，借助一定的规则交流情感。互通信息的双方或多方活动通常以交换信息或满足个体需要为目的，采取面对面谈话、电话、网络等形式交谈。良好的交谈能帮助人们增加知识，获取信息，解决问题和达到目标，也可以增进人与人之间的友谊和改善关系，是个人知识、聪明才智和应变能力的综合表现。

（二）特点

1. 话题灵活，具有随机性　交谈围绕一个话题展开，或随时提出新话题，内容灵活，交谈方式、策略、时间、对象也因人、因时、因事而不拘一格，随意轻松，具有很大的随机性。

2. 听说兼顾，具有互动性　交谈作为一种交流思想、交换信息的双向沟通活动，双方都是听说兼顾，处于多项信息传递活动中，具有明显的互动性。

3. 通俗易懂，具有程序性　交谈双方说的话语一般不作刻意的修饰，平实自然，清晰简洁，口语化。双方围绕交谈目的，从最容易制造共同话题的字眼开始，然后慢慢借机进入主题，最后愉快地结束交谈，具有一定的程序性。

4. 动机明确，具有目的性　任何交谈，无论交谈内容如何广泛，都是为了解决某个问题而产生的交谈动机，具有明确的目的性。

5. 体态交流，具有多样性　交谈时，除了通过口头语言表达情感、传递信息外，还可以通过面部表情、目光、手势等肢体语言辅助交谈，具有灵活的多样性。

（三）基本类型

1. 根据谈话的目的和内容分为社交性交谈和专业性交谈

（1）社交性交谈：是为了解决一些个人社交或家庭问题而进行的言语交流，内容可以自由选择，广泛随意，没有特定的时间限制，也可以具有一定的目的，不用过多考虑交谈的结果。主要是联络感情，彼此接纳。

（2）专业性交谈：是为了解决某一专业性问题而进行的言语交流，内容单一，可以涉及生理、心理、政治、经济、文化、军事等各个方面,有明确的目的性,语言要求准确、高效、简明、直接。

2. 根据参与谈话的组织方式和人数多少分为个别交谈和小组交谈

(1) 个别交谈:是在特定环境中,仅限两人之间所进行的信息交流。其形式多样,内容广泛,一般以对方感兴趣的内容作为话题,随时可谈。

(2) 小组交谈:是3个或3个以上的人之间的信息交流,在有限的时间内达到充分的交流和沟通,清楚地表达个人的思想和意见。人数最好控制在3~7人,最多不超过20人。

3. 根据交谈的场所和接触情况分为面对面交谈和非面对面交谈

(1) 面对面交谈:是双方同处于一个空间环境,在彼此的视觉范围内,通过口语,借助表情、动作、手势等肢体语言来帮助表达自身的观点和意见,双方的信息表达和接收更准确。

(2) 非面对面交谈:是通过通信工具、网络、书信等非面对面方式进行交谈,不受空间和地域的限制,也可避免面对面交谈时可能发生的尴尬场面,使交谈双方心情更放松,话题更自由。

4. 根据交谈的形式与场合分为正式交谈与非正式交谈

(1) 正式交谈:是在正规场合,根据身份和地位,围绕工作为主题的交谈。具有内容的规定性、身份的明确性、地点的正规性等特点。

(2) 非正式交谈:是在交谈的地点与形式上没有严格的要求,带有试探对方的意图。非正式交谈通常为正式交谈铺垫基础。

二、护士的语言修养

(一) 护士语言修养的特征

1. 礼貌性　使用礼貌的语言和行为是护患有效沟通的最基本原则。作为有知识、有文化的专业技术人员,护士在职业活动中应坚持使用表示谦虚恭敬的礼貌用语和文明优雅的语言,随时注意维护自己的职业形象。

2. 目标性　护患语言沟通是一种有意识、有目标的沟通活动。护士向患者及其家属询问一件事,说明一个事实,提出一个要求,要做到有的放矢、目标明确,才能有效地达到沟通目的。

3. 规范性　护士使用规范普通话或当地方言与患者交流,应选用患者容易听懂的语言和文字,做到语义准确、语言清晰、语法规范、语速语调适当,注意系统性和逻辑性,正确传递信息。忌用医学术语或医院常用的省略语。

4. 情感性　护士把对患者的关心、爱心、善心、耐心、诚心的情感融入言语中,急患者之所急,想患者之所想,待患者如亲人。良好的语言可以给患者带来精神上的安慰,也可以不断完善和提升护士高尚的职业修养。

5. 治疗性　使用适当的语言在适当的时机抚慰患者,能为患者创造一个有利于接受治疗的良好心理环境,解除思想顾虑,缓和紧张焦虑的不良情绪,增强战胜疾病的信心,可以起到辅助治疗、促进健康的作用。

6. 艺术性　语言的艺术性可以体现出护士语言的魅力,是对护士语言的最高要求。护士要提高护理服务质量,则要具有良好的人文素养和艺术性的语言沟通,以拉近护患距离,化解护患矛盾,让患者倍感亲切、易于接受。

7. 保密性　通常情况下,护士应实事求是地向患者直言或委婉含蓄地解释病情和治疗情况,但护士必须尊重患者的隐私,对患者的隐私如生理缺陷、精神病史、性病等信息保密,对患者不愿意陈述的内容不要追问。

（二）护患交谈中的常用语言

1. 接待性语言　给对方留下良好印象的言语称为接待性语言。除使用通俗易懂的语言外,往往会配合体态语言和肢体语言,使语言、内容与情感协调一致,促进和谐、融洽的护患关系的良好发展。例如,门诊护士应主动热情地接待就诊患者,可以说:"我能帮您做些什么吗?""有什么需要吗?"

2. 安慰性语言　使人心情舒适的言语称为安慰性语言。"良言一句三冬暖",护士对患者的安慰性语言更容易产生情感共鸣,稳定患者的情绪,帮助患者克服暂时性困难,树立战胜疾病的信心,有利于患者疾病的康复与治疗。例如,"既来之,则安之。配合治疗,加强功能训练,很快就会好的。"

3. 鼓励性语言　激发人们的情绪,使其行动起来的语言表达方式称为鼓励性语言。对患者的鼓励,实际上是对患者的一种心理支持,它能调动患者的积极性和与疾病作斗争的信心。例如,"你年轻体壮,坚持加强运动功能锻炼,恢复起来会很快的。"

4. 暗示性语言　由一种语言的提示或感觉的提示,唤起一系列的观念或动作称为暗示性语言。积极暗示,可以使患者在心理活动中受到良好的刺激,具有促进身心健康的作用,可以达到预期的护理治疗效果。例如,"其他和您一样的患者吃了这种药,效果都很好。"

5. 指导性语言　要求某人严格遵照执行常规的言语称为指导性语言。为配合医护人员的工作以达到康复目的,护士可以要求缺乏或不具备医学知识的患者必须严格遵照执行治疗护理常识时,可运用此类语言。例如,要求患者早晨抽血化验肝功能时必须空腹等待,要求糖尿病患者低糖饮食,要求患者在静脉输注氯化钾时不得调快滴速。

6. 疏导性语言　疏导性语言主要用于心理性疾病的患者。护士在工作中应用疏导性语言,能使患者倾吐心中的苦闷和忧郁,是达到治疗心理障碍的一种有效手段。例如,建议抑郁患者多晒晒太阳,多参加户外运动,多和朋友聊聊天。

护士语言修养小常识

1. 患者初到有迎声；

2. 进行治疗有称呼声；

3. 操作失误有歉声；

4. 患者合作有谢声；

5. 遇到患者有询问声；

6. 接电话时有问候声；

7. 患者出院有送声。

三、交 谈 过 程

（一）启动交谈阶段

启动交谈阶段是交谈双方形成"第一印象"的关键时期。一般有"开门见山，直奔主题"和"礼貌性的问候与寒暄"两种方式。以明确交谈目的为前提，在环境安静温馨、避开无关人员的良好交谈氛围中，着装得体，充满自信，态度诚恳，称呼恰当，准备充分，寻找双方共同感兴趣的话题，拉近双方距离，取得相互信任，这是一种安全、轻松、顺利的交谈启动。例如，谈手术问题时，护士可先询问患者睡眠与饮食情况，从一些与主题有关的生活小事谈起，因势利导，启动交谈。

（二）正式交谈阶段

借鉴因势利导法、提问法、暗示法等方法，把对方的思路适时引导到主题上来，打破冷场，避免僵局，不触及对方忌讳或隐私。特别注意：①导入合情合理，概念不模糊，内容不冗长；②把握交谈方向，不跑题，不偏题；③各种交谈技巧运用适时、适当、有效；④重点内容或亟待解决的问题应认真做好记录。例如，与患者交谈时，不询问财产、夫妻感情以及忌讳的问题，不询问超出对方知识水平的学术、技术等难以应答的问题。

（三）结束交谈阶段

常用总结、感谢、关照、征求、歉意、邀请、祝福等方式，巧妙适宜地结束谈话，给人留下美好的回忆。具体借鉴：①把握时机，恰到好处，见好就收；②言简意赅，重复主题，达成共识；③勿忘询问，诚恳结束，建立友谊；④正式交谈做好笔记，完整记录。特别注意：避免对方谈兴正浓时戛然而止，有失礼节；留意对方行为暗示，审时度势，从容终止；面对对方信任有加，展露微笑，圆满结束。例如，"今天谈话到此为止""我们再找一个机会谈可以吗？""我还有其他事情要处理"。

四、交 谈 技 巧

（一）倾听

倾听是指全神贯注地接收和感受交谈对象发出的全部信息（包括语言的和表情、体态等非语言的信息），并全面地理解。倾听时，护士身体可以稍向患者倾斜，保持目光接触，用微笑、点头、轻声应答"是吗""嗯""知道了"不断地回应，及时反馈，不做看窗外、看手表等分散注意力的举动，以示尊重。

（二）核实

核实是指在交谈过程中为验证自己的理解是否准确而采取的策略，特别是针对某些细节、程度、范围的核实。

1. 重述　重述是指对听到的内容进行复述、核对和释义的一种交谈技巧。一方面，把对方的话再重复一遍，待确认自己没有听错后，再继续交谈；另一方面，可以要求对方把说过的话再重复一遍。重述可以增强对方继续诉说的自信心。例如，患者说："昨晚我肚子痛得厉害，还恶心……"护士说："您刚才说您昨晚肚子痛、恶心，是吗？""是的，我还差点吐了呢……"

2. 改述　改述是指把对方说的话用不同的说法叙述出来，但意思不变，或将对方的言外之意说出来。例如，患者说："×× 护士是刚毕业的吧，她输液的手法挺生疏啊。"护士说："您的意思是说，×× 护士输液的操作手法不熟练，是吗？"

3. 澄清　澄清是指交谈者将一些模棱两可或不完整的陈述讲清楚，以求得更具体、更明确的信息。例如，"我还没有完全了解您的意思，您能否具体告诉我……""根据我的理解，您指的是……"

（三）提问

提问是交谈最基本的方法，是收集信息和核对信息的手段。其有效性将决定收集资料、进行评估的准确性。

1. 开放式提问　开放式提问是指对所问的问题回答范围没有限制的提问，但又在围绕主要环节和主导线索的前提下进行启发，充分说出自己的观点、意见、想法和感觉，从中收集更全面的资料。例如，"过两天您就要动手术了，您有什么想法和要求请提出来，我们会尽力帮助您的。"

2. 封闭式提问　封闭式提问是指将对方的应答限制在特定范围内的提问，回答问题的选择性很小，用简单的"是""不是""有""没有"就能回答。封闭式提问的优点是应答者能直接坦率地回答，迅速获得所需要的信息，如病人的婚姻状况、手术史等；缺点是限制了回答问题的自由空间，不利于沟通的发展和深入进行。

（四）回应

回应是指交谈过程中交谈者接到对方信息后所引起的态度、行动或意见，向对方传递自己在认真倾听的信息。有利的回应是:思维同步;语言具体明确;不要急于下定论;不做虚假保证。例如,"根据您的情况,您要注意饮食,尽量多吃点,晚上睡好觉。既来之,则安之,您要安心静养。"这样的回应可让患者感觉到护士的关怀,情绪会很快稳定下来,有利于护患关系和谐。

(五)阐释

阐释是指交谈的一方以对方的陈述为依据,提出一些新的看法和解释,以帮助其更好地面对或处理自己所遇问题的交谈技巧。例如,护士在为一位高热患者进行乙醇擦浴法物理降温时,不断地向患者阐述乙醇擦拭降温的目的、方法、禁忌部位等各种注意事项,解答患者的各种疑问,消除不必要的顾虑和误解。

(六)移情

移情又称同理、共情,是指站在对方立场设身处地思考的一种方式,即与人交往过程中,能够体会他人的情绪和想法,理解他人的立场和感受,并站在他人的角度思考和处理问题。移情用于护士与患者交谈中,可以向患者表达尊重和理解,增加患者对护士的信任,减少护患矛盾。

(七)沉默

沉默是指交谈时倾听者对讲话者的沟通在一定时间内不做语言回应的一种交谈技巧。沉默既可以表达接受、关注和同情,也可以表达委婉的否认和拒绝。在护患交谈过程中,选择恰当的时机使用沉默,可以给护患双方创造思考和调适的机会,弱化过激语言和行为,化解紧张气氛;当护士以温暖平和的神态沉默时,也是对患者的一种无声的安慰。

 护理学而思

某日,护士去给一位28岁男性患者做基础护理,同病室还有其他3位患者。护士进病房时,该患者正躺在床上。护士与同病房的其他患者打过招呼后,走到该患者面前:"你好,今天感觉好些了吗? 看起来气色还不错,现在我要给你扫床,请翻一下身"。

护士边扫床边问:"昨晚睡眠怎么样?"

"这些外衣在医院里穿不着,请家里人帮你带回家吧! 这些食物你吃完以后盖好,这样更卫生,桌上放一只暖水瓶和一只水杯就可以了。"

然后,护士又对大家说:"请大家协助我们共同做好卫生工作,多谢了。"

其他患者微笑着点头,纷纷向护士讲述自己的病情和感受。

阅读案例后讨论并回答下列问题:

1. 护士是如何启动交谈的?

2. 护士运用了哪种沟通策略?

3. 护士采用了哪些交谈方式?

4. 护士的态度如何?

5. 患者有哪些反应？

6. 如果你是护士,面对这种情境,如何去与患者交谈?

 知识拓展

交谈的禁忌

1. 忌语言粗俗;

2. 忌不看对象与场合;

3. 忌枯燥无味;

4. 忌空泛说教;

5. 忌流言蜚语;

6. 忌自我中心;

7. 忌言而不实;

8. 忌言语刻薄;

9. 忌自作聪明;

10. 忌咄咄逼人。

第二节 演 讲

一、概 述

(一) 含义

演讲(speech)是一种以口头语言表达为主,借助手势、体态、语音、语调等非语言手段,针对某个具体问题,面向听众鲜明、完整地发表自己的见解和主张,阐明事理,抒发情感,以达到感染人、说服人、教育人并影响其行为的信息交流活动。

(二) 基本特征

1. 针对性 演讲是在公众场合进行宣传的一种社会活动,用思想、感情、事例和理论来说服、征服听众。演讲者必须与现实生活紧密结合,针对听众所关心和感兴趣的问题,根据不同时间、不同场合、不同对象,为听众设计不同的演讲。

2. 鼓动性 演讲思想内容上丰富深刻,见解精辟,有独到之处;语言表达上形象生动,富有感染力;情感效果上以逻辑缜密和事实雄辩来吸引和打动听众,引起听众的强烈共鸣,赢得好感。

3. 时效性 演讲是在特定的时间、空间面对听众进行的口头语言表达活动。演讲者常常根据现场的情况和听众的反应,在原来准备的基础上,为增强表达效果,审时度势适当变更演讲的内容、结构、语言,有效地提高演讲的感召力。

4. 艺术性　通过丰富的演讲语言词汇、形式多样的句式表达和富有文采的情感宣泄,加上仪表、表情、手势等非语言方式进行表达,使演讲具有语言美感、形象美感、音乐美感,形成独特的综合艺术特征。

（三）基本类型

1. 按演讲目的可分为传授性演讲、说服性演讲、鼓励性演讲、娱乐性演讲。传授性演讲是为了传递信息,对演讲主题没有异议。说服性演讲是为了说服一些持反对意见或态度不明确的听众,使他们赞同或支持演讲的观点或主张。鼓励性演讲是为了激励、说服人们为信仰采取行动,如募捐、献血等。娱乐性演讲是为了活跃和调动现场气氛,多采用幽默语言。

2. 按演讲形式可分为命题演讲、即兴演讲、辩论演讲。命题演讲是指根据指定的题目或限定的主题,经过精心准备后进行的演讲。即兴演讲是一种无事先准备,无现成讲稿,因事而发、触景生情、乘兴而起的演讲。辩论演讲是一种为自己辩护、反驳他人的语言角逐,也是命题演讲与即兴演讲的综合运用。

3. 按演讲内容可分为工作演讲、生活演讲、校园演讲、礼仪演讲。工作演讲包括竞职演讲、就职演讲、述职演讲等。生活演讲包括自我介绍、生日贺词、聚会词、婚礼贺词等。校园演讲包括开学典礼演讲、毕业典礼演讲、学生会竞选演讲、校庆演讲等。礼仪演讲包括欢迎词、答谢词、开幕词、开业庆典演讲等。

二、演 讲 要 求

（一）内容要求

1. 主题明确、深刻,观点正确、鲜明;见解独到,充实具体。

2. 材料真实、典型、新颖,事迹感人,实例生动。

3. 结构严谨,构思巧妙,引人入胜。

4. 文字简练流畅,体现时代精神。

（二）语言表达

1. 语音规范,吐字清晰,声音洪亮圆润。

2. 表达准确、流畅、自然。

3. 语言技巧处理得当,语速恰当,语气、语调、音量、节奏张弛有度,符合思想感情的起伏变化,能熟练表达所演讲的内容。

（三）形象风度

1. 精神饱满,能较好地运用姿态、动作、手势、表情表达对演讲稿的理解。

2. 衣着整洁,仪态端庄大方,举止自然得体,有风度,体现朝气蓬勃的精神风貌;上下场致意,答谢。

（四）综合印象

1. 到达会场后,以编号顺序进行演讲。

2. 在限时内完成演讲,超时即停止演讲。

3. 在限时内使用普通话脱稿演讲。

三、演讲稿的构思与设计

（一）演讲材料的准备

1. 审题立意　这是演讲的心脏。根据确定的主题、对象和目的,列出要阐明的论点,做到观点独到、鲜明准确、集中深刻、角度新颖。立意突出的演讲,能真正起到振聋发聩的作用。

2. 拟定标题　这是演讲的眼睛。新颖生动、简洁凝练的标题,像一块有吸引力的磁石,对听众极具诱惑力,使人听到标题就有想继续听演讲的感觉。

3. 提炼素材　这是演讲的血肉。首先,收集与论点有关的事实材料、理论材料等素材;其次,取舍素材,筛选出切题、典型、新颖、感人的素材;最后,提炼素材,进行精加工。重点挖掘素材中有关人物语言、动作、内心活动等感人的情节描写,体现素材真实准确有效。

4. 编列提纲　这是演讲的骨骼。梳理演讲的中心论点、各分论点和素材,理清大小层次、先后顺序的逻辑联系,设计开头、主体和结尾,编写概要提纲。

5. 提笔定稿　这是演讲的基础。提笔一气呵成,稿件饱含真情。

（二）演讲稿的设计

1. 开头　生动有力的开场白能迅速抓住听众,引人入胜,不落俗套。采用开门见山式、提问式、寓言故事式、名言警句式、自嘲幽默式等方式开头,吸引听众的注意力,唤起听众的兴趣,缩短演讲者与听众的距离。

2. 主体　主体既要紧承开场白,又要内容充实、主旨鲜明。采用总分式结构(或分总式结构)、递进式结构、并列式结构、对比因果式结构,围绕中心处理好以下三个关键:

（1）层次分明,节奏有度:统筹谋篇,主次分明,详略得当。演讲稿内容的表现次序体现演讲者的思路。例如,在一个主题思想的统领下,适当插入幽默、诗文、轶事等内容,吸引听众的注意力;限制3~5个主要论点的数量。

（2）突出高潮,引起共振:演讲最忌平铺直叙,喜波澜起伏,可以安排一个或几个演讲高潮。一般来说,演讲后半部的高潮是演讲的"制高点",由分论点和事例逐步烘托、渲染而出,突出中心论点,升华主旨,形成强烈的震撼力、感召力。

（3）过渡自然,前后照应:适当过渡可使全篇演讲显得流利顺畅。同时,处理好演讲内容与论题的照应,演讲内容之间的前后照应,论点与关键词语之间的照应,观点和例证的照应,开头与结尾的照应。例如,由开场白承接正文;使用清晰的连接词;每讲完一个观点,进行提纲式的阶段性小结,把话题过渡到下一个观点。

3. 结尾　有效的结尾往往印象深刻、发人深省、回味无穷。采用总结式、感召式、呼应式、祝愿式等方式结尾,巧妙贴切地升华主题,点化主旨。

四、演 讲 技 巧

(一)演讲前的准备技巧

1. 心理准备　一是要调整心态,克服怯场情绪。采用积极暗示法来不断鼓励自己,如"我已做好准备,我一定能演讲成功"。紧张时,运用深呼吸或喝水等方式缓解紧张;二是要反复演练,熟记演讲稿。预先设想演讲过程中可能出现的问题以及应急措施,熟练背诵演讲稿,尤其是最为精彩、最为核心的内容要脱口而出。

2. 仪态准备　保持良好的仪表风度,着装庄重整洁,与演讲内容、环境氛围相吻合;举止自然大方,彬彬有礼,不卑不亢;演讲过程稳健潇洒,干练英武,给人以胸有成竹、生机勃勃的印象。用轻松的姿势、熟练的手势、愉快的情绪、热情的目光来赢得听众的信任和支持。

3. 熟悉场地准备　尽量事先熟悉演讲场地,包括演讲台的布置、扩音设备的调试和演讲的辅助物品使用等。

 知识拓展

克服紧张、焦虑和恐惧的要领

1. 充分准备(思考、组织、演练);

2. 积极暗示法自我激励;

3. 缩短心理距离(提前到达、与听众聊聊天);

4. 检查场地和设施;

5. 保持微笑(自信、勇敢);

6. 深呼吸;

7. 以短句子作开场白;

8. 聚焦某一听众似轻松交谈;

9. 适当使用肢体语言(小步走动);

10. 适当停顿。

（二）演讲时的语言表达技巧

1. 语音清晰，语调适中　语音准确，吐字清晰；语速、语调、语气、音量从容有力，具有起伏变化；控制语速，过快显紧张，过慢显迟钝；语调抑扬顿挫要适当，表示希望、兴奋、坚决态度时用升调，表示失望、悲伤时用降调；突出关键词，设计好开头和结尾；避免使用"嗯、啊、这个、那个、然后"等口头禅，显得不专业。

2. 语句精练，语意生动　使用排比、设问、对比等修辞，调动听众，如临其境。连续设问，可直击听众心灵；连续排比，可增加力量、气势、号召力、说服力。

3. 口语化和通俗化　一方面，把书面语中的单音节词变成双音节词；另一方面，也不能像平常随便讲话那样任意增减音节，拖泥带水。

（三）演讲时的非语言表达技巧

1. 表情与眼神　面部表情和眼神是演讲者与听众之间思想情感交流的纽带和桥梁。自信从容的面部表情要随着演讲内容和情感变化而变化，与有声语言协调一致，会用眼睛说话，眼神与听众交流，一般情况下面带微笑。尽量避免表情呆滞、无目光接触；不做摸鼻子、摸头发、舔嘴唇、扶眼镜等小动作；不背对观众。

2. 姿态与手势　姿态有站姿、行姿和坐姿三种。站姿体位高，需挺直、舒展、自然，不能左右摇摆。行姿是指演讲者身体的移动，上台下台要从容不迫，不可上台扭扭捏捏、步履迟缓，下台慌慌张张、仓皇逃跑。坐姿体位较低，动作幅度较小，给人以随和、稳重、自然的感觉。手势是体态运用中最具表现力的非语言手段，具有很强的象征性。最好用日常的习惯性手势，宁少勿多。

3. 仪表与风度　衣着整洁大方、庄重朴素，适合自己的气质，与内容及思想感情协调一致，与现场气氛和谐，符合中国人的审美习惯，显示出演讲者的审美能力。风度上要庄重大方、亲切礼貌，入座时声音要轻、坐稳坐正，介绍演讲者时演讲者应起立，向主持人及听众挥手或点头致礼、表示谢意。保持良好的仪表和风度，体现演讲者的精神面貌及涵养。

 知识拓展

"无声胜有声"

1. 静态形象——站姿

（1）基本要求：抬头、挺胸、直腰、收腹，双肩持平，双目平视，面带微笑，四肢自然。

（2）性别区别：①女性两脚立正或小丁字步；拇指张开，四指并拢，两手交叉，两臂自然下垂，置于小腹前（展现端庄、优雅、阴柔之美，亭亭玉立）。②男性两脚自然分开，与肩同宽；左手握半拳，右手握住左手，两臂自然下垂，置于小腹前（展现稳重、坚强、阳刚之美，坚如磐石，稳如泰山）。

（3）特点：①挺拔直立，给人堂堂正正、自信勇敢的形象；②弯腰弓背则给人畏畏缩缩、没有自信的形象。

2. 动态形象——演

（1）上台下台：昂首挺胸，步伐要稳健有力。①上台时，要展现"我准备得很充分、我很渴望演讲、我能演讲成功"这种积极、自信的形象；②下台时，要展现"我已经演讲成功了"这种轻松、愉悦的形象；③无论上台下台，注意不要碰到物品如水杯、电脑电源线，以免显得举止慌乱、准备不足，干扰思路，增加紧张情绪。

（2）手势：分上、中、下三区。①上区：肩以上，表示希望、自信、坚决等积极情绪时，手势多居此区；②中区：肩到腹部区域，中性情绪时，手势多居此区；③下区：腹部以下，表示失望、悲观等消极情绪时，手势多居此区。

（3）表情：眼语、面语、首语，嬉笑怒骂皆成文章。

（4）小步走动：显得灵活、放松，发挥演讲魅力。

第三节　书面语言沟通

一、概　　述

（一）含义

书面语言沟通是指以书面或电子文件作为载体，借助文字、图式、符号等进行信息的传递和思想情感的交流。它分为阅读和写作两种类型，是对有声语言由"可听性"向"可视性"的延伸和扩充，虽然使用频率不如口头传递高，但传播信息量大，有时甚至可以达到语言沟通无法达到的效果，如报纸杂志、新闻博客、文件通知、计划总结、书信报告、备忘录等。

（二）特点

1. 广泛性　书面信息可以长期保存，不受时间、地点限制，在最大范围内实现信息的交流与传递，传播性大；书面信息便于查阅、引用，在传递、解释过程中造成的失真也比较少。

2. 准确性　书面语言沟通一般属于非同步沟通，在发送书面信息前，信息的发出者有较充分的时间准备、核对和修改文字，字斟句酌，最大限度地减少错误，从而完整地陈述事实、表达思想观点，具有严密的组织结构和严谨的逻辑思维。

3. 规范性　生活中使用的各种文书格式、表格样式、符号术语、数据、缩写等都有通用的格式，已趋向于标准化和简约化。只有严格做到书面语言规范，才能保证沟通顺利进行。

4. 权威性　书面语言是人们在文本上交流所使用的语言，一旦形成正规的文件、出版物、协议、公告等，则具有严肃性、唯一性、稳定性，无论在法律上还是在其他用途方面都有较强的权威性。

（三）书面语言沟通能力训练

1. 勤读　首先，增加阅读量。除阅读业务书籍和写作知识外，还要广泛涉猎有关学科知识，博览群书，扩大知识面，及时了解最新信息。其次，养成阅读习惯，探究作者的思路，理清文章的脉络结构，理解文中的思想内容，重视语言的品位，揣摩和辨析文章的语意。最后，提高阅读速度。快速阅读不同领域的书，养成计时阅读的习惯，学会获取文章大意的略读，掌握查找人物、事件、时间、地点、数字等某一项特定信息的寻读方法。总之，训练默读，养成习惯；禁止重读，减少回视；扩大视幅，整体认知；加速理解，学会浏览。

2. 勤写　"读书破万卷，下笔如有神。"当发现新的事物、新的观点或自己有所收获时，用笔记录下来，写多了，写作水平自然就会提高。写作训练由浅入深、循序渐进。写作是一种能力，只有通过自己亲身的习作实践，持之以恒，努力用功，才能学有所成、学以致用。

3. 勤学　"眼到、口到、心到、手到。"在勤读的基础上，注意知识材料的深入学习与积累，掌握大量的词汇，建立自己的信息库，努力使自己的语言文字科学、语意准确、语法规范。学习是一个积累的过程，不可一蹴而就，只有长期的积累才能学得更好。

4. 勤思　书面语言沟通要搜集资料，对各类资料进行分析综合、判断推理、归纳总结，从复杂的表面现象中思考，并找出本质性的问题，作出正确的判断。对客观事物有了全面、准确的认识后，才能记录和写作，进行书面沟通。

二、护理书面语言

（一）含义

护理书面语言是指护理人员在为患者提供护理服务的过程中，根据法律法规规定，将患者住院期间病情变化及各项护理活动等内容予以书面记录。它是护理人员在护理活动中形成的文字、符号、图表等资料。通过护理书面语言沟通，可以建立良好的护患关系、医护关系及护际关系，对于掌握患者病情、检验评价工作、临床护理教育、护理学术交流、护理个案小结、护理论文等方面具有实践指导意义。

（二）类型

1. 体温单　体温单是患者病历的重要组成部分。护士为患者测量生命体征后，按规定符号、格式记录下来；还可根据病情，记录出入量、体重、出入院、手术时间等。体温单要求准确反映患者情况，为医生诊断、治疗提供信息。

2. 医嘱单　医嘱单是诊断、治疗方案的记录，也是处理医疗纠纷的重要依据，分为长期医嘱单和临时医嘱单。在抄写、处理医嘱时，护士要严肃认真、一丝不苟。对于口头医嘱，护士必须向医生复述一遍，确认无误后方可执行，事后及时记录。

3. 病室交班报告　病室交班报告是值班护士的工作记录，由白班、中班、夜班护士负责填写，主要记录出入院情况、重症患者病情的变化、所采取的治疗护理方法等。

4. 特别护理记录单　特别护理记录单记录危重患者、大手术后患者的神志、瞳孔、出入量、病情变化、治疗、护理措施以及抢救的效果。对于危重患者的抢救过程,要有简明扼要的原始记录,如呼吸、心脏停搏时间,心肺复苏的开始时间、效果。抢救过程的每一项口头医嘱都必须完整无误、客观翔实、准确及时,字迹端正清晰,语句通顺流畅,重点突出,运用医学术语;记录完毕再次核查,确定无误后签全名。

5. 护理论文　护理书面语言沟通为护理科研提供了丰富的临床资料,尤其对回顾性研究有重要的参考价值。各种护理论文更是临床护理实践的直接成果和经验总结,对推动护理学术交流、促进护理学科发展具有重要作用。

（三）基本要求

1. 科学规范　按照《医疗事故处理条例》《病历书写基本规范》等相关配套文件,使用统一、标准、简约的体温单、医嘱单、病室交班报告、特别护理记录等护理文件表格式样,运用规范的医学术语、缩写、符号、计量单位等,客观真实地记录患者的病情变化、治疗效果及护理措施等,不做主观臆断、无端猜测与推理,尽量不要追记或补记。例如,对高血压患者,应在正确测量后准确记录;"慢性粒细胞白血病"可缩写为"慢粒";患者主诉"肚子疼,还拉肚子"可写为"腹痛、腹泻"。

2. 真实简洁　真实反映患者的情况,简明扼要,语言精练,结构紧凑,不可啰唆。既记录患者主诉、临床表现等,又将相应的治疗、护理效果反映出来。使用医学术语和规范的缩写,避免笼统、含糊不清或过多修辞,以便医护人员快速获取所需信息,节约时间,解决预防、治疗疾病、护理患者和增进健康的实际问题。

3. 准确及时　准确及时反映患者情况。例如,记录出入量时,不能使用"少许""少量""大量"等模棱两可的词语,慎用"很""极"等表示程度的副词,应具体到多少毫升;描述腹水患者的腹围时,应用皮尺测量,不可目测估计。抢救危重患者时,对抢救过程中的病情变化,如呼吸心跳停止的时间、气管切开的时间、除颤的时间及效果等所有相应的抢救措施,都应做到内容准确、时间清楚。特别是抢救过程中的用药,一般多为口头医嘱,抢救结束后应立即与医师核对,做出完整、详细的记录。

（四）护理书面语言沟通应用技巧

1. 常见缺陷　医学术语使用不当;自创简化字和滥用代用字;乱用简称和符号;记录形式或记录内容缺陷,遗漏或空洞;重点不突出,内容不连贯;主语偷换,搭配不当,语序不当。

2. 矫正要点　有强烈的责任感和敏锐的观察力;记录要重点突出、详略得当、前后连贯;注意记录患者的身心整体状态;重视书写规范化和医学术语的使用。

护理书面语言反映患者的一般情况及护理实施的过程,包括患者的信息资料、护理诊断、护理目标、护理措施、效果评价。它是护理教学的最好教材,是进行疾病调查、开展科研的原始资料,也是处理医疗纠纷的依据。因此在实际工作中,护理人员要提高书面语言的运用能力,使用规范性语言,重视工作的连续性和内容的整体性,树立良好的护理职业素养形象。

　　本章学习的重点是在遵循语言沟通的基本原则下,掌握交谈、演讲、护理书面语言的应用技巧,难点是学会正确运用语言沟通的策略技巧进行有效的沟通,尤其是学会运用护患沟通技巧进行有效的护患沟通。在学习过程中,注重培养语言修养,提高良好的语言沟通能力和护理职业素养,自觉养成良好的行为习惯,全面提升综合素质,塑造良好的职业形象,创造和谐的人际关系。

（苏　慧　张盈利）

思考与练习

1. 交谈的过程包括哪些阶段? 如何正确运用交谈技巧进行有效沟通?

2. 护士应具备什么样的语言修养?

3. 如何运用演讲技巧进行有效演讲?

4. 护理书面语言沟通有哪些基本要求? 在应用过程中应注意哪些技巧?

5. 护理书面语言沟通常见缺陷主要表现在哪里? 如何矫正?

第四章 | 非语言沟通

04章 数字内容

1. 具有在工作和生活中积极运用非语言沟通的能力和意识。
2. 掌握非语言沟通的形式和原则。
3. 熟悉非语言沟通的特点和作用。
4. 了解非语言沟通的禁忌。
5. 学会使用非语言沟通。

 工作情境与任务

导入情境：

护士在为一名严重烧伤患者插鼻导管时，发现患者眉头紧锁，表情痛苦，头偏向对侧，拒绝给氧，于是立即停止插管。经检查，发现该患者呼吸道烧伤，因鼻导管刺激鼻黏膜而感到不适和疼痛。

工作任务：

1. 请列出护士立即停止插管的原因。

2. 请列举出我们在临床工作中除了认真倾听患者描述的症状以外，还应该注意事项。

非语言沟通是一种可以沟通的"无声语言"，它的功能是传递信息、沟通思想、交流感情。当你在跟他人进行语言沟通时，留意他人的非言语信息，不仅可以比较准确地觉察别人的内心世界，还可以清楚地了解对方通过非言语信息传递的微妙信息。例如，当护士跟入院患者交代一些注意事项时，如果对方皱眉、挠头等，这提示对方可能不明白护士的意思，或者还有其他的需求。

第一节　概　　述

非语言沟通（nonverbal communication）是指不以自然语言为载体，而是以人的仪容仪表、行为举止、空间距离、面部表情等非语言形式为媒介进行信息传递的沟通方式。

一、非语言沟通的特点

（一）普遍性

人们总是有意或无意地使用非语言沟通来增强语言沟通的效果，非语言沟通的运用非常广泛。另外，即使存在很大的语言差异，人们仍可以通过约定俗成的非语言信息了解对方的感受和想法，使人们跨越语言的障碍，进而实现有效的沟通。如人们用笑来表达喜悦的感受，用哭来表达悲伤的心情。

（二）持续性

语言沟通有一个明确的起点和终点，而非语言沟通几乎无时无刻不在进行。只要在彼此知觉范围内，双方的仪表、举止、距离、表情、肢体动作等一直在传递着信息。例如，门诊医生和护士从患者推门进入诊室的那一刻就开始留意患者通过穿着、举止、眼神、肢体动作、走路姿势等途径传递的沟通信息。

（三）真实性

人们的语言沟通信息可以进行事前的准备和加工，如演讲、谈判等正式的场合，人们的语言信息会进行反复演练和加工。而非语言信息更多的是人们对外界刺激的直接反应，如当遇见令我们反感的信息时会本能地收缩瞳孔。当语言信息和非语言信息出现矛盾或者不一致时，人们更愿意相信非语言信息所代表的含义，因为它能更准确地表达人们的真实感受和想法。例如，当患者在叙述一件很悲伤的事情时脸上却表现出微笑，这个时候我们要着重了解表情所传达的含义。

（四）情境性

相同的非语言符号在不同的沟通情境中会有不同的含义，在不同的文化背景中也会有不同的含义。例如，同样是拍桌子，可能是"拍案而起"，表示怒不可遏；也可能是"拍案叫绝"，表示赞赏至极。同样是哭泣，可以表达悲痛、委屈、愤怒、喜悦、感激、幸福等多种不同的情感。因此，只有联系具体的沟通情境，才能正确理解非语言行为所传递的信息。

（五）直观性

非语言沟通可以直观、简洁地传递沟通信息。所谓"只可意会，不可言传""相视一笑""此时无声胜有声"，都说明非语言沟通在沟通中的独特魅力。例如，查房时患者脸上露出的笑容直观地表达出其状态不错。

二、非语言沟通的作用

（一）表达情感

朋友久别重逢,紧握对方双手,拥抱对方,以此来表达激动、愉悦的心情。在临床工作中,医生、护士、患者及家属也常通过非语言沟通来表达内心情感。例如,母亲在小孩病床边紧锁眉头,满眼泪水,传递了内心的焦虑、恐惧、怜惜等;护士紧握手术患者的手来表示安慰和鼓励;患者微笑、竖起大拇指表示对医护人员的认可、欣赏。非言语沟通在传递内心情感时能够达到"此时无声胜有声"的效果。

（二）显示关系

面带微笑、语调柔和传递的是友好和热情的关系,而面色冷漠、语调生硬传递的则是疏远和不信任的关系。护理工作中,如果护士站着与躺着的患者交谈,患者会产生被控制和压抑的感觉。护患沟通时,应注意双方视线在同一水平面上,医护人员要前倾上半身,来表达对患者的关心和尊重。医护人员开会时,围坐在会议桌的往往是资历深、职称高的人员,年轻的人员和实习生往往坐在后排。参加宴会时总是把主位、宾位、上座等划分得非常清楚,人们很容易根据宴席的落座位置判断主宾关系。

（三）调节作用

非语言沟通信息可以调整人们语言交流的状态。在语言沟通中伴随着点头、皱眉、东张西望、变化声调、改变身体姿势等,这些非语言信号动态地调整着语言沟通的进行。例如,护士在收集患者的信息时,对方频繁地看手表,暗示患者可能有更着急的事情要做;护士为患者进行健康教育时,患者皱眉、挠头,说明其听不懂内容或者对内容不感兴趣。

（四）验证信息

患者因为对疾病的焦虑和对医学的未知,导致他们对医护人员的非语言行为非常敏感,他们常常利用其验证或确认语言沟通中有疑问的信息。例如,焦急等待手术结果的家属通过观察医护人员进出手术室的表情、步态等获得信息线索。医生对患者的检查结果迟疑不决、反复查看,这会加重患者对疾病的担忧。护理人员的非语言行为往往比语言对患者更有影响力,因此护士端庄大方的仪态、和蔼可亲的态度、温和文雅的语言有助于构建和谐的护患关系。

（五）补充替代

人际交往中常常有词不达意或词难尽意的感觉,需要同时使用非语言行为来弥补语言沟通的局限,使自己的沟通目的得到更充分、更完善的表达。例如,护士在与发热的患者交谈时轻轻触摸其额头,既可以传递对患者的关心,又可以更准确地了解病情。

第二节 非语言沟通的形式

非语言沟通的形式多种多样,再加上由于民族、文化、年龄、性别等差异,非语言符号表达的含义更加复杂。在此介绍五种常见的形式。

一、仪 容 仪 表

仪容是指人的外貌或者容貌,通常是由发型、面容以及人体未被服饰遮掩的肌肤所组成。"质于内而形于外",每个人的仪容都是人际交往的第一印象,并影响到别人对自己的整体评价。护士仪容要求端庄、大方、整洁、得体。

仪表是指人的外表。一个人的仪表要与他的年龄、体形、职业和所在的场合相吻合,表现出和谐的美感。在人际交往的初级阶段,仪表最能吸引人的注意,不仅给人视觉上的享受,还给人以人格上的尊重。护士高雅大方的仪表既能维护个人及医院的形象,又能给患者以庄重、亲切、值得信赖的感觉。

(一)发型

出于职业需要和护理工作的特殊性,护士需要选择端庄、文雅、适宜工作环境的发型。不能选择过于前卫或影响护理操作的发型,不能把头发染成艳丽的颜色。做好自身头发的清洁护理,做到勤洗发、勤整理。

(二)面部表情

面部表情是人类情绪情感的生理性表露,具有很强的感染力和影响力,是有效沟通的世界通用语言。人类的各种情感都能灵敏地通过面部表情反映出来。医护人员的微笑能够缓解患者的紧张情绪,消除沟通中可能存在的误解。护士的微笑要发自内心、充满诚意。

 **边学边练**

练习真诚的微笑,每个人拍摄三种真诚微笑的照片。
试着总结真诚的微笑有哪些特点?

(三)眼神

眼睛是心灵的窗户,能表达许多复杂而微妙的信息和情感。瞳孔大小、眨眼次数、注视方向,无不传递着细微的情感。通过眼神,可以把内心的激情、学识、品德、情操、审美情趣等传递给别人,达到相互沟通的目的。眼神坚定明澈,使人感到坦荡真诚;眼神左顾右盼,显得心慌意乱。在交谈中,眼睛应该注视着对方,注视的范围上至对方额头下至对方衬衣的第二粒纽扣(胸部)以上。根据注视的具体位置可分为三种注视方式:①公务注视,注视的位置在对方额头中心和双眼之间的正三角形区域,一般用于磋商、谈判等正式场合;②社交注视,注视的位置在对方的双眼和嘴唇之间的倒三角形区域,一般用于酒会、聚会等人际交往场合;③亲密注视,注视的位置在对方的双眼到胸部的倒三角形区域,一般用于家人、爱人等情感亲密的人之间的交往场合。

📖 边学边练

对比不同情绪情感下(喜悦、愤怒、悲伤、恐惧、惊讶、厌恶等)眼神的差别。

画一个卡通人物,标记出三种注视方式的面部区域,同时说明三种注视方式适用的具体场合。

(四)化妆及服饰

护士在工作岗位上要着淡妆,既可以展示自身美好的形象,又可以体现对患者的尊重。化妆要遵循美观、自然、得体和协调的原则。服饰选择要遵循 TPO(即 time、place 和 occasion 三个英文单词的缩写)原则。Time 原则:着装要与流行时尚、季节冷暖、时间早晚等因素相协调。如晚宴时女性着礼服显得庄重。Place 原则:着装要与环境和地点相协调。Occasion 原则:着装要与场合相协调,符合场合和身份的要求。护士在工作岗位上要着工作装,显得专业和规范。着装还要考虑到年龄、肤色、体形等因素,整体搭配显得美观和谐。可以适当佩戴首饰,彰显个人气质,但不宜超过 3 件,否则会显得庸俗和累赘。在工作中,不宜佩戴手镯、耳坠、夸张的项链等影响护理操作的饰品。

📖 边学边练

请根据 TPO 原则为自己搭配登山游玩、求职面试、参加婚宴三个场合的服饰。

二、仪　态

仪态是指人的举止、动作、姿势等肢体语言。优雅得体的仪态显示对他人的尊重及重视,也显示自身素养。所谓"站如松、坐如钟、行如风、卧如弓",一举一动皆讲究。

(一)站姿

站姿是其他体态姿势的基础和起点。站立时,应头正颈直,双眼平视,下颌微收,面带微笑;双肩自然下沉且向后展开,挺胸、立腰、收腹,臀部向内收,脊柱从尾椎开始向上拔高、一直延伸至头顶,上臂自然放松下垂;大腿内侧肌肉收紧、双膝并拢;整个身体重心在两脚中间,双脚力量向下踩,其余部分向上拉长拔高。

（二）行姿

行姿是人在行走过程中的姿态，又称走姿或步态。它以站姿为基础，是站姿的延续和动态表现形式。行走时的身体以站姿为基础，立腰收腹，头正肩平，下颌微收，目光平视并注意前方路面，手指并拢微弯，手心朝向体侧，双肩平稳，行走时双臂以肩为轴，整个手臂前后自然摆动。行姿的总体要求是轻盈、优美、矫健、匀速、稳重大方。

（三）坐姿

坐姿包括入座、坐定、离座三个方面，要做到轻入座、雅落座、慢离座。入座时，要从椅子后面走到座位前，轻而稳地坐下；坐定时，双目平视，双肩放松，脊柱伸直，胸部向前挺，双膝并拢，双手自然放在双膝上；离座时，要起身轻缓，避免弄响座椅。在正式的场合，入座和离座要尊者为先，从椅子左方坐下和左方起身。

（四）蹲姿

蹲姿是在拾捡、整理低位物品时常用的静态姿势。护士为患者调节床高、拾物等一些护理操作中常用到蹲姿。下蹲时，双腿合力支撑身体，以避免摔倒，头、胸、膝关节在一个角度上，使蹲姿优美。女士下蹲时要双腿靠紧，臀部向下。

（五）手势

手势是会说话的工具，是体态语言的主要形式。手势使用频率最高，形式变化最多，其表现力、吸引力和感染力也最强，最能表达人们丰富多彩的情感。根据作用手势可分为情意手势、指示手势、象形手势和象征手势四种类型。情意手势用于表达感情，使抽象的感情具体化、形象化。例如，挥拳表示义愤，推掌表示拒绝。指示手势用于表明人或事物所在位置，从而增强真实感、亲切感。例如，护士语言告知患者家属取药，用手示意取药地点。象形手势用于模拟人或物的形状、模样、大小等，给人以具体明确的印象。这种手势略带夸张，只求神似，不可过分模仿。例如，护士给患者做健康宣教时，用拳头模拟心脏的大小。象征手势用生动具体的手势表达某种约定俗成的含义，受到不同文化背景的影响。例如，竖起大拇指表示赞赏，握紧拳头、挥舞手臂表示加油鼓劲。

三、触　　摸

触摸是人与人之间通过接触抚摸的动作来表达情意、传递信息的一种非语言行为，包括抚摸、握手、搀扶、拥抱等。触摸能够增强人与人之间的信任、改善人际关系，促进儿童的生长发育。研究发现，触摸对儿童成长、智力发育、人格形成具有明显的促进作用。触摸能够有效地传递情感，如恋人、亲子之间的抚触动作最能表达关爱和亲密。

在护理工作中，比较常用的触摸方式包括：通过握手给予手术患者或者产妇信心；轻拍患者肩膀给予其安慰；搀扶行动不便的患者进行必要的活动；抚摸年幼患者头部表达关爱和支持。另外，在健康评估工作中，经常采用触摸了解患者是否有压痛、反跳痛、肌紧张等；在一些治疗或者康复训练中也常用到触摸或按摩。需要注意的是，在触摸患者皮肤前要搓热手掌,指甲不要伤到患者,同时根据患者性别、年龄、个性、病情等特点,采取患者易于接受的触摸方式并提前告知患者,征得患者的知情同意后再进行触摸。

四、距　离

距离是指在人际沟通中人与人之间的空间距离。距离体现出个人对人际交往安全感的需求,同时也反映了双方关系的亲疏程度。

边学边练

请站在讲台上,让一个同学慢慢走近你。当他和你的距离近到使你感觉不舒服的时候,就让他停下来。再让他进行距离远近的调整,直到找到一个让你觉得舒服的距离。这就是你的心理安全缓冲区。

思考:

1. 不同的同学走向你,这个缓冲区相同吗?

2. 把你的结果与其他同学的结果对比,是否有不同? 造成不同的原因有哪些?

3. 在一些封闭而拥挤的空间,他人与你的距离小于你的缓冲区时,你会有什么感觉?

(一)人际距离的划分

霍尔提出了距离学的理论,来阐述人际距离影响沟通的问题。他把人际距离划分为4个以下区域:

1. 亲密距离　亲密区的空间距离为 0～0.46m,一般是家人、情侣、好朋友之间沟通时的距离。

2. 熟人距离　熟人区的空间距离为 0.46～1.2m,一般是朋友、同事、同学、关系融洽的邻居、师生等进行沟通时的距离。

3. 社交距离　社交区的空间距离为 1.2～3.6m,通常是正式社交活动、谈判时人们保持的距离。

4. 公共距离　一般在 3.6m 以上,即在公共场所人与人之间的距离。

(二)人际距离在沟通中的注意事项

1. 上级与下级沟通时,要注意有意识地缩短交往的距离。上级的特定身份使交往对象有压力或局促的感觉,因此有必要缩短交往距离,以增进亲切感。

2. 与人初次交往或到一个新环境时,注意与他人保持一定的安全距离,使交往双方有一个适应的过程。当熟悉之后,再逐渐缩小交往的空间距离,增进亲近感。

3. 人际距离受到文化背景、性别、年龄、个性等因素的影响。相对来说,东方文化背景下崇尚集体主义理念,人际卷入程度高,人际距离较小;而西方文化背景下崇尚个人主义理念,人际卷入程度低,人际距离较大。未婚女性对异性的人际安全距离要求较高,异性如果靠得太近,会被视为不尊重、轻浮。

五、类　语　言

类语言是指在语言沟通过程中呈现出来的声音的特征和功能性发音。声音特征包括音调、音量、节奏等。功能性发音是指一些无固定词义的发音,如叹息、呻吟、喘气等。意大利电影明星罗西应邀参加一个欢迎外宾的宴会。席间,许多客人要求他表演一段悲剧,于是他用意大利语念了一段"台词",尽管客人们听不懂"台词"内容,但他那动情的声调和表情凄凉悲怆,客人们不由得流下同情的泪水。可一位意大利人却忍俊不禁,跑出会场大笑不止。原来,罗西念的根本不是什么台词,而是宴席上的菜单。护士工作的对象是患者及其家属,温和、有节奏、悦耳的声音特征符合职业需求,不要有诸如唉声叹气等表达负面信息的发音。

 边学边练

全程采用非语言沟通,完成带领新同学参观教室的各个功能区的任务。

第三节　非语言沟通的原则和禁忌

恰当运用非语言沟通,能够达到意想不到的效果,但非语言沟通受到沟通对象、环境、文化背景等多方面因素的影响,运用不当可能会弄巧成拙。

一、非语言沟通的原则

(一)通俗准确
眼神、表情、姿态等传达的含义和感情色彩有些是约定俗成的,有些则是根据特定情境规定的,所以它的使用有一定的时空范围。

(二)协调自然
非语言沟通与语言沟通配合使用时要协调一致,如果两者出现时间错位、意义不一致,就会显得滑稽可笑。只有协调身体姿势、面部表情等各种非语言手段与语言沟通交相呼应,才能达到良好的沟通效果。

(三)温和适度
非语言沟通的使用要符合大众的审美心理。凡事"过犹不及",优美的举止总是自然适度的。例如,在演讲时手势语言过大会显得"张牙舞爪",过小会显得"缩手缩脚"。服饰、举止也要适度,如果蓬头垢面,衣着随意,鞋帽肮脏,举止粗鲁,很难让人产生好感,更不利于树立良好的职业形象。

(四)灵活应变

在实际沟通过程中,经常会遇到一些意想不到的事情,或是自己发言失态,或是对方反应超出预期,或是沟通环境出现变化。这时要在心理上保持沉着、冷静,巧妙机智地应对,避免出现皱眉、踱步、抓耳挠腮等显示紧张焦虑的非语言行为。

二、非语言沟通的禁忌

(一)不适当的动作

护士在工作中要注重身体姿态端庄稳重。在护患沟通时,如果护士跷着二郎腿,又将跷起的脚尖冲着对方,就会显得很不尊重;在回答患者的问题时低头做着别的事情,这会让患者感觉到护理人员态度不好;在护理服务时嘴巴里嚼着口香糖,会让患者感觉到护理人员不庄重。因此,护理人员在工作中应避免出现不文明、不尊重、不雅观的动作。

(二)过多的动作和语音

为了使我们的语言表达更加清楚明确,可用一些手势、重音或肢体动作加以辅助。但如果非语言行为太多,反而会喧宾夺主。

(三)单调的声音、不适当的语速与口头禅

优雅的谈吐彰显个人的人格魅力,而不良的谈吐会让一个人黯然失色。动听的声音是语音、语调、语速适中而有韵律。护理工作中,如果护士总是用一种平淡、没有起伏的语言,患者会觉得护理人员冷漠、不近人情。当给患者交代重要的事项时,避免语速过快给患者带来紧张和压迫感;避免在讲话时出现诸如"知道吧""这个""嗯""啊""哦"等口头禅,这会让人听起来心烦意乱。

> **本章小结**　　本章学习的重点是学会使用各种非语言沟通形式,难点是提升非语言沟通意识,通过恰当运用非语言沟通提升沟通效果。非言语沟通是一个人思想感情与文化修养的体现,人们通过肢体动作、声音、着装等来展示自身的气质,同时也根据行为举止衡量他人。在护理工作中,通过目光注视、触摸、面部表情、语音、语调等形式运用好非语言沟通,能够让患者感受到被尊重、被关注、被安抚,有利于建立和谐的护患关系。

(张盈利　苏　慧)

思考与练习

1. 举例说明非语言沟通的特点与作用。

2. 非语言沟通有几种主要形式?

3. 简述非语言沟通的原则与禁忌。

4. 三位同学一组,其中两位同学进行交谈 2min,第三位同学旁观。旁观的同学对交谈过程中的非语言沟通形式进行点评。

第五章 | 人际沟通技巧

05章 数字内容

学习目标

1. 具有在生活和工作中积极运用沟通技巧的意识和能力。
2. 掌握人际沟通中的常用技巧及其作用。
3. 熟悉冲突的分析和处理。
4. 了解沟通技巧在人际交往中的重要性和复杂性。
5. 学会使用常用沟通技巧。

卡耐基说过:"与人相处的学问,在人类所有的学问中应该是排在前面的,沟通能够带来其他知识不能带来的力量,它是成就一个人的顺风船。"对于护士这个终生与人打交道的职业而言,为提高护理工作质量,满足患者的身心健康需求,更需要掌握一定的沟通技巧。

 工作情境与任务

导入情境:

某小学校长无意中看到一个学生用泥块砸同学,就迅速将其制止,并要求他放学后到校长办公室去一趟。放学后,校长处理完手边的事情后赶到办公室时,看到这位同学早就等候在门口。校长把他领进屋,很客气地让他坐下,并没有立即批评他,却出人意料地从口袋里掏出一块糖递给他:"这是奖励你的,因为你遵守时间,并且比我先到。"接着又掏出一块糖给他:"这也是奖励你的,我不让你打同学,你立即住手,说明你很尊重我,并且也听师长的话,是个好学生。"待同学迟疑地接过糖,校长又说:"你是个有正义感的孩子,你打同学也不是无缘无故的,是因为他们欺负女同学,你看不过去,才出手打人。"说完,校长又给了他第三块糖。这位同学再也忍不住了,边哭边说:"校长,我错了,你批评我吧,我不该打同学,我不能接受你的奖励。"校长笑了,又拿出第四块糖:"你已经承认了错误,再奖励一块。我们的谈话结束了,你可以走了。"

工作任务:

1. 同样是批评,这位校长的批评更容易让人接受。请写出这位校长的批评技巧。

2. 请写出我们在人际沟通中可以运用的技巧。

3. 同学们2人一组,分别扮演校长和同学,用刚才写出的沟通技巧进行沟通,并写出感悟。

第一节　人际沟通技巧

沟通的目的是建立良好的人际关系。人际交往中,良好的沟通首先要有诚挚的情感、相互的尊重、端正的态度,其次要有明确的目的性,无论是哪种沟通方式,都要适度。随着社会经济的发展,个人素质、沟通能力在人际交往中更加凸显了其重要性。良好的沟通技巧可以提高创造性和工作效率。在日常护理工作中,患者经常倾诉他们的经历、症状以及关心的问题,无论是他们的语言,还是非语言行为,都传递着沟通的信息。护士如何运用沟通技巧,涉及时间和经历的积累。下面介绍几种常用的沟通技巧。

一、倾　听

(一)倾听的概念

倾听是有效沟通的必要组成部分,它不同于一般的听或听见。狭义的倾听是指凭借听觉器官接收言语信息,进而达到认知、理解的全过程。广义的倾听是指交谈者全神贯注地接收和感受对方在交谈中所发出的全部信息,并全面地理解。

说到倾听,许多人常把听与倾听混为一谈。事实上,听与倾听有着根本区别。听只是一个生理过程,是听觉器官对声波的单纯感受,是一种无意识的行为,只要耳朵能够听到别人说话,就表明在听。而倾听不仅仅是生理意义上的听,更应该是一种积极的、有意识的、有情感的心理活动。在倾听的过程中,必须接收、思考、理解说话者传递的信息,并做出必要的反馈。

(二)倾听的作用

1. 获取各种信息　倾听有助于更多地了解他人,增加沟通的有效性。沟通时,通过积极有效的倾听获得比较全面的信息,从而促进沟通的进一步开展。

2. 改善人际关系　沟通中,在倾听对方诉说时,是在向对方传递这样的信息:我在接纳你,我在关注你,我在尊重你。对方在接收到这个信息之后,会全部或者部分地解除戒备心理,轻松无顾虑地说下去。这样,彼此会感到很愉快,从而改善人际关系。

(三)倾听的技巧

1. 创造倾听环境　在沟通中,我们需要创造一个倾听环境,不断地向对方发出"我愿

意听"的信息。有利于倾听的环境有以下几种:

(1) 安静的环境:护士要创造一个安静的环境,尽量排除一些偶然因素的干扰,如接打电话或突然的噪声干扰。

(2) 平等的环境:在沟通时,护士要以平等、尊重的态度去听。通过倾听,不仅能加深护患之间的了解,还能促进护患关系的进一步发展。

(3) 积极的环境:倾听要专注,切忌边听边做其他事情,必要时先和对方打招呼;要适时适度地给对方发出反馈,不时用点头、微笑或用"嗯""哦""是""后来呢"等简短的词语来鼓励对方讲下去;不要急于下结论,应耐心地听对方诉说,以全面了解情况;若非必须,不要随意打断对方的谈话,或者不恰当地改变话题,以免说话者思路中断,影响护患沟通。

2. 善用表情及肢体语言　倾听时,护士要与患者保持目光接触,面部表情应自然和谐,随对方情绪的变化而变化;可以的话,与患者保持合适的距离坐下,面对患者,身体稍稍前倾与患者进行交谈,这样表示护士有足够的兴趣和耐心来倾听其诉说;交谈时,手势不宜太多,动作不宜太大,以免使对方产生厌烦心理。

 知识拓展

交谈者积极倾听的姿势

积极倾听的姿势有助于有效沟通,获得更全面的信息。交谈者积极倾听的姿势包括:①身体正直,坐在交谈者对面,稍微倾向对方。②手臂和脚保持放松,不要交叉。③与交谈者目光保持在同一水平面。④保持眼神接触,而非盯着对方。⑤点头或微笑,表示认可对方。⑥放松并倾听。

3. 善于归纳总结　护士在倾听患者交谈时,应善于寻找患者传递的信息的价值和含义,要在较短的时间内把患者所传达的信息、情感和行为反应进行整理及总结。总结是交谈中倾听活动的结晶,通过总结,护士可以获得患者的真实想法。

4. 记录　在条件允许的情况下,特别是在重要性的交谈或会议上,记录是表明自己在积极倾听的重要动作。记录可以留下书面材料,理清说话者的主要观点,注意到重点信息,能反复琢磨,帮助深入理解谈话内容。

二、劝　服

劝服是我们最重要的沟通形式之一,意思是不但劝说,而且要让对方信服。

(一) 劝服的概念

劝服是依靠理性和情感的力量,通过自己的语言策略,令对方朝着自己所期望的方向改变。劝服可以使他人改变初衷,心悦诚服地接受你的意见,它是人际沟通的重要组成部分。在护理工作中,有时候会遇到患者不配合治疗的情况,这时护士可以进行有效的劝服。

(二)劝服的技巧

1. 建立信任　信任是进行劝服的基础,有了这个基础,劝服才会取得理想的效果。

2. 充分尊重　劝服时一定要尊重患者,维护患者的尊严,保护患者的自尊心。

3. 了解对方　在劝服患者前,应对患者的情况有全方位的了解,包括患者的健康资料、日常生活习惯、家庭及经济状况、性格特征、兴趣爱好、心理状态、宗教信仰、对护理治疗的要求、患者希望达到的预后等。

4. 选择时机　劝服要注意避免在干扰较多的氛围中进行,避免选择患者情绪反常的时候,应该选择患者心情舒畅、精神状态良好的时机。

5. 寻找原因　如果患者否决了你的提议,那是因为他有所顾虑。要想劝服这样的患者,就必须找到拒绝的真正原因,有效地消除其内心的顾虑。

6. 运用数据　在条件合适的情况下,提供有力的数据支持甚至书面资料,会使劝服变得轻松。在劝服中尽可能地运用数据是行之有效的好方法。

三、提　问

(一)提问的概念

提问是指在沟通中向对方提出问题、让对方回答的过程。提问是收集和核对信息的手段,是交谈最基本的方法。提问在护患交谈中十分重要,它不仅可以搜集和核实信息,还可以引导交谈围绕主题展开。

(二)提问的类型

提问一般分为封闭式提问和开放式提问两种,第三章已经进行了讲解,这里就不再赘述。

(三)提问的技巧

提问可以把对方的思路适时引导到某个话题上来,同时还能打破冷场,避免僵局,但是要注意以下几点:

1. 提问从小事着手　在交谈开始时,患者可能会比较紧张,为了缓和气氛,护士可以从具体小事着手进行提问,如"您以前了解雾化治疗吗?""您昨晚休息得好吗?""您家是哪里的?"这些问题都比较简单,能够有效地缓解患者的紧张情绪。

2. 提问应突出重点　提问不仅能获得和核实信息,还能帮助患者了解自己。护患沟通中,护士在提问时应明确目的、突出重点,这样可以帮助患者理清思路,准确作答。同时,护士要根据交谈的目的选择合适的提问方式。

3. 提问应注意间隔　护患交谈过程中要避免同时提出多个问题。例如,护士在给患者进行护理治疗时,询问患者:"昨晚睡得好吗? 我教您的主动运动做了吗? 您的腿还疼吗?"这样的提问会使患者感到困惑,难以作答,容易遗漏。正确的做法是,在患者准确回答完一个问题后再提出另一个问题。

4. 提问应敏锐　有些时候患者虽然有着强烈的诉说欲望,但可能由于难以启齿或没有适合的引导等因素,不能倾诉。这时,护士应通过用心倾听患者所言,观察患者所为,捕捉各种信息,敏锐感知患者此时希望表达的真实情感。这种技巧需要护士能深入患者的内心世界,体验患者的真实感受。

5. 提问要得当　不恰当的提问会毁掉一次本来愉悦的谈话。在提问的时候应该多用设问句,不用祈使句。设问句让人感觉是在商量问题,更容易让人接受,而祈使句让人感觉是在发布命令。

 护理学而思

某患者手术 3 天后下地行走,走了一圈之后没有觉得有什么身体不适。这时候,一名护士走过来说:"你不觉得头晕吗?"患者想着想着,也觉得自己有点头晕恶心,于是赶紧躺回了床上。

如果当时护士这样说:"你好棒,今天可以自己下地走动了,有什么感觉吗?"这样的话会让患者得到鼓励,增加了战胜疾病的信心,这不是更好吗?

四、回　答

(一)回答的概念

回答即对提出的问题作出解释。在护理工作中,护士时常要解答患者及其家属提出的各种疑问,如病情的严重程度、预后等;向患者解释护理治疗的目的及注意事项;针对患者存在的健康问题提出建议和指导等。通过合理的解释,帮助患者更好地面对或处理遇到的问题,以促进康复目标的实现。

(二)回答的原则

为了更好地给对方解释清楚,我们要遵循以下基本原则:

1. 尽可能全面地了解对方的基本情况。
2. 理解对方发出的全部信息内容和情感。
3. 将需要回答的内容以通俗易懂的语言向对方阐述。
4. 使用委婉的语言向对方表达自己的观点和看法,让其可以选择接受或拒绝。
5. 在整个回答过程中要尊重和关怀对方。

(三)回答的技巧

1. 尽量为对方提供其感兴趣的信息　在进行回答时,护士要尽量为患者提供其感兴趣的信息。这样才能激发患者交谈的积极性,以利于交谈进行下去。

2. 语言简洁、通俗易懂　当护士把自己的观点和意见解释给对方时,要选择简明扼要、通俗易懂的语言,避免使用专业术语。

3. 语气要委婉　护士应该用委婉的语气向患者表明自己的观点和看法,患者可以根据自己的意愿选择完全接受、部分接受或者完全不接受。

第二节　护理管理沟通技巧

一、赞　美

赞美是发自内心的对于美好事物表示肯定的一种表达方式。真诚、慷慨地赞美他人,可以促使人们将自身能力发挥到极致,还可以拉近双方的距离,让人际关系更加和谐。

（一）赞美的作用

1. 催人奋发　俗话说:"良言一句三冬暖,恶语伤人六月寒。"适当的赞美能满足人类内心的需求,让人温暖、欣喜、振奋,也能让人树立自信心。自信是成功的一半,用赞美来鼓励对方能达到事半功倍的效果。

2. 缓解矛盾　赞美敌人,敌人于是成为朋友,朋友变得更加亲密。每个人内心深处最持久、最深层的渴望便是对赞美的渴望。学会赞美和自己有矛盾的人是缓解矛盾的秘密武器。每个人都有优点和成绩,善于发现他人的优点,坦然地欣赏和赞美,不仅能化解矛盾,还能正视自己,产生更大的动力。因为在赞美别人的同时能逐渐意识到自己的缺点和不足,督促自己更加努力,取得更大的进步。

（二）赞美的原则

1. 明确有度　避免空洞含糊、夸张过分的用语。赞美要有度,不能随意扩大、虚夸,不然会让人觉得虚伪。试想,如果一位女士长相一般,你当着众人面来一句:"你长得好美,像影视圈的 ×× 明星。"然后再盯着对方不放,那么她可能会不高兴,还会认为你心怀鬼胎。过度的恭维,空洞的奉承,或者恭维、奉承频率过高,都会令对方感到难以接受,甚至令人感到肉麻、生厌,结果适得其反。只有适度的赞美,才会令对方感到欣慰。

2. 客观具体　赞美应实事求是、有理有据,切忌牵强附会、阿谀奉承。例如,称赞某护士,可以说:"你技术真好,每次静脉穿刺都能做到一针见血。"这样的赞美不仅使对方获得了成就感,而且还提升了价值感。

3. 真诚得体　切忌讽刺、挖苦。别人事情做得很糟糕,你却说:"做得不错嘛!"如此讥讽的赞美只会令人生厌。"嗯,你这条围巾挺漂亮的。"可能会让人感觉是一种敷衍,如果具体地说:"这条围巾挺漂亮的,和你衣服的颜色很搭配。"这显然比空洞的赞美更有吸引力。

（三）赞美的方式

1. 直接赞美　直接赞美是用明确、具体的语言当面称赞对方的行为、能力、外表等。

赞美是俘获人心最有效的方法,没有人不喜欢赞美,除非是不喜欢你赞美的方法和技巧。每个人都有自己看重的东西,只有赞美别人最看重的东西,才能收到最好的效果。这就要求我们在赞美别人之前,首先要了解对方的兴趣、爱好、性格、职业等背景状况,抓住其最重视、最引以为豪的东西,将其放到突出的位置加以赞美,这样才能够最大限度地满足对方的心理需要。只要源于生活,突出重点,发自内心地赞美对方,就会收到良好效果。

2. 间接赞美　间接赞美是借用第三方之口赞美对方。直接赞美固然能起到较好的作用,但如果巧妙运用间接赞美,效果会更好。你当面说别人的好话,说得不当可能会被认为你在奉承他、讨好他,然而在背后说这些相同的好话时,被赞美者就更容易接受你的赞美之词。因此,可以充分利用这一点,巧用间接赞美来润滑人际关系。

二、批　　评

批评是指出对方的缺点和错误,并对其缺点和错误提出意见或建议,目的是帮助人、警醒人。切忌把批评演化为人身攻击和谩骂。

(一)批评的作用

1. 教育促进　批评是一门艺术,巧妙地运用批评这一教育手段,可以达到"长其善而救其失"的教育目的,可以使批评对象认识到缺点和不足,完善自身。正如学生对老师的批评教育不但不会心生恨意,反而会认为老师关心他,没有放弃他,从而鼓起学习的勇气,树立积极向上的信心。

2. 明辨是非　提高认识,克服缺点,改正错误,形成正确的人生观和世界观,对事物的认识更加客观、全面。

3. 融洽关系　和谐的人际关系并不是一味地迁就放任、对他人的缺点错误装聋作哑,而是在尊重人格的前提下,用恰当的方式方法表达出来。人们会因为有人及时地提出批评、帮助他们改正错误而心存感激、心怀敬意。

(二)批评的原则

1. 客观公正　批评要实事求是,以事实为依据,查明原因,分清责任,不捕风捉影、无中生有、夸大其词。

2. 适时适度　尽量私下批评。当着众人的面批评,不但容易伤害对方的自尊心,同时也会影响批评的效果。就事论事,对事不对人,点到为止。

3. 尊重为先　以情动人,以理服人,尊重他人人格。用诚挚而令人感动的语气说出来,人心才能被征服。

4. 明确具体　批评要求明确具体,不可含糊其词,不要用"总是""从来""根本"等字眼将对方的所有行为全盘否定,而是针对某一具体行为批评指正,让被批评者明确改正方向。

（三）批评的方法

1. "三明治法"　先褒奖，再批评，最后肯定。这种方式最容易让人接受。

2. 建议希望法　不直接指出对方的缺点和错误，而是有针对性地提出意见、建议。

3. 以身说法　以自身曾经有过类似的错误经历来指出对方存在的不足。这种方法很容易减轻对方的心理压力，消除抵触情绪。

4. 直截了当法　直接指出对方的缺点错误。这种方法只用于彼此信任、关系融洽的人之间。若使用不当，反而会影响批评效果和双方关系。

5. 自责批评法　一件事没有达到预期的效果，如果大家都有责任，应该先自责。自责可以营造一种民主的气氛，在这种氛围下更容易达成批评的效果。

6. 幽默批评法　幽默的语言往往能创造一种轻松的氛围。用幽默的语言来说服对方，比刻板的说教、严厉的斥责、尖刻的嘲讽更能被对方接受。

7. 暗示批评法　受到批评者难免不快。有时当面指出错误会造成强烈反抗，而巧妙暗示使对方意识到自己的错误，会使其认识并主动改正错误。

三、询　　问

在护理工作中，询问病史是护士与患者进行交流的第一步，因此护士的询问显得尤为重要。

（一）紧扣主题，语言通俗

护士在询问病史时，首先以一般性提问作为问诊的开始，让患者诉说自己的感受。遇到需要进一步了解的问题，或患者的诉说偏离主题时，应适时地插入具体提问，以得到具体的资料。问诊过程中不要使用医学术语，否则容易造成患者对所提的问题不理解或理解错误，如问患者"你做重睑术几天了？"应改为"您做双眼皮手术几天了？"

（二）思路清晰，过渡流畅

转换问诊项目时，如果缺乏过渡性语言，常常会使患者一时难以适应问诊内容的转变。如从现病史过渡到过去病史时，可以说"刚才了解了您现在的情况，那您以前的情况呢？我们需要知道的更多……"；过渡到家族史，可以说"现在我想和您谈谈您家族的一些情况，因为有些疾病在有血缘关系的亲属中有遗传倾向……"

（三）职业操守，保护隐私

在询问病史的过程中，常常会涉及患者的隐私或一般不愿意提起的事情，如果这些与疾病的关系不大，可回避；如果评估过后发现这个问题与患者的健康有着极大的联系，应向患者或家属解释后再询问。对于这类问题，无论是患者自己说出，还是通过询问得到，都只能作为与疾病有关的资料，如实记录。任何情况下不得任意扩散、随便泄露患者的隐私，否则将承担法律责任。

四、座　谈

座谈是比较随便、不拘形式的讨论。

（一）座谈的注意事项

1. 通俗易懂　使用简单的、对方能理解的语言，把要讲述的内容直白简练地表达出来。避免采用生涩冷僻的词语、晦涩难懂的诗词和古文、专业术语等。

2. 情绪感染　通过自己的真心投入和绘声绘色的表达来感染对方，将其带入和自己同样的情绪状态下，从而产生更多的情感共鸣。

3. 具体描述　以具体的事实、案例、流程、数据、指标或者工具等方式对观点进行描述，给对方留下直观印象，帮助其正确理解。

4. 同理包容　需要接纳和包容对方，站在对方的立场上体验对方的情感，富有"同理心"。

5. 比拟举例　使用比喻、举例、故事等方式引出自己将要表达的内容。故事的主角一般都是旁人，这会让对方在听的过程中精神放松，思想更加投入和开放，对不同观点的抵触和防范心理减弱。

（二）座谈时的语言技巧

1. 说话要有逻辑性　说话要言之有序，即要有条有理，不颠三倒四，不丢三落四，按照一定的逻辑顺序把事情、道理说清楚，体现说话者思路清晰、观点明确。

2. 说话要有分寸感　说话要有分寸，要言之有度。话少又精到，给人感觉深思熟虑。说话的分寸受到谈话的对象、话题和语境等诸多因素的影响。

3. 说话要委婉含蓄　"言在此而意在彼"是委婉含蓄的主要特征。委婉是运用迂回曲折的语言含蓄地表达本意的方法，是一种既温和婉转又能清晰明确地表达思想的谈话艺术。

第三节　冲突的分析与处理

冲突是指人与人之间因矛盾而引发的相互排斥、抵触、争执、对抗和争斗现象。在人际沟通中，冲突是一种对立的状态，表现为两个或两个以上的相互关联的主体之间的紧张、不和谐、敌视甚至争斗的关系。发生冲突时，应以一种理智、公正与有效的方式处理。

一、冲突产生的原因及类型

（一）冲突产生的原因

人与人之间常因为诸如思想观念、文化习俗、经济水平等的不同而产生冲突。冲突产生的原因可归纳为三类:沟通问题、层次问题和个人问题。

1. 沟通问题 沟通问题的实质是信息交流不准确、误解以及沟通渠道受外界干扰等。同一种现象因每个人掌握的信息不同、理解方式不同而容易造成冲突。大家都知道"盲人摸象"的故事,同是一头大象,有人说像大柱子,有人说像蒲扇,有人说像一面墙。之所以有争执,是因为他们所站的角度不同,又不了解别人的立场,以致各执己见、以偏概全。

2. 层次问题 人们以不同的角色、地位生活在共同的社会环境中。管理是将任务分配给每个部门,建立等级或权利关系来协调部门之间的关系。层次上的分级带来了融合上的困难,冲突经常出现。人与人之间的分歧最常见的原因是目标不同或者目标不明确,决策意见不同,认同的行为标准不同,以及对资源分配有认识差异。

3. 个人问题 由于个性不同或者个人的价值观不同,如经历、行为方式、教育背景、接受教育的模式和层次等不同,这些差异导致考虑处理问题的方式方法不同,会让人养成一种特殊的品质或性格,建立自己的价值观,由此造成人们在一起工作、生活时相处困难而发生矛盾或冲突。

(二)冲突的类型

根据冲突的形成基础和原因不同,多伊奇将人际沟通中的冲突分成以下五种类型:

1. 平行冲突 在这种冲突中存在客观的分歧,而且双方都准确地知觉到了这种分歧。例如,你和你的朋友在一起看电视,你很想看一个娱乐节目,而你的朋友却想看篮球比赛的直播,双方都清楚地知道彼此的愿望,但是都不愿意让步。

2. 错位冲突 在这种冲突中,一方可能有一个客观的理由,并且知道冲突的存在,但是不直接针对真正的冲突本身。例如,你觉得老师对你不公平,心里不满,但是又不直接去沟通,于是就在课堂上故意做一些扰乱课堂秩序的事。

3. 错误归因冲突 在这种冲突中存在客观的分歧,但是双方对这种分歧并没有准确的认知。例如,一位同学发现宿舍里面有异味,她很讨厌这种气味,以为是某位同学没有及时洗衣服,所以见面时就警告她不要在宿舍存放脏衣服,而事实上异味来自另一位同学喝剩的饮料。

4. 潜在冲突 在这种冲突中存在客观的分歧,但是双方对这种分歧并没有什么感觉。例如,每个人都有自己的偶像,两个人的追随者不同,尽管相互之间还没有发生过争议,但冲突已客观存在。

5. 虚假冲突 在这种冲突中双方有分歧,但是这种分歧并非是客观存在的。例如,你的同学举办生日聚会,你因为没有得到邀请而不高兴,但他也正因为你没有去参加聚会而不满。事实上,他来邀请时你不在,就拜托同学转告,但是你的同学却忘记了这件事,所以双方的冲突纯粹是因为误会。

二、冲突的作用

在护理工作中,护士若在操作规范或护患交流等方面稍有不慎,就可能引起患者或其家属的不满和投诉,造成护患矛盾或护患冲突。在实际工作中,我们应一分为二地分析这些冲突,因为它不仅有消极作用,还有积极作用。

(一)冲突的积极作用

1. 提高服务质量 解决冲突的过程会激发团队的创新意识,人们为了消除冲突,会积极寻求新的工作思路及解决冲突的途径,积极探索更合理的方式、方法,以改善护患关系,进而提升服务质量。

2. 创建竞争氛围 内部的竞争可能引发冲突,管理者采用合理方法进行解决,就可以发挥各方面的积极性,形成良性竞争,有利于相互促进、共同提高。

(二)冲突的消极作用

1. 消耗资源 在护理工作中,内部竞争可能引发冲突,因追求局部或个人利益相互扯皮,反映问题容易失真,挫伤部分人员的积极性,从而降低集体功能,削弱团队力量。

2. 影响和谐 在引发冲突后,如果处理不当,会影响员工的心理健康和人际关系,还可能对医院整体形象和效益造成不良影响。

三、冲突的处理

(一)回避

处理一些微不足道的事情所造成的冲突时,可以先从冲突中脱离出来或忽视冲突的存在。冲突发生时,双方都需要时间冷静,如分歧只是潜在存在,或者因为性格和价值观不同导致的冲突,或者冲突已经成为事实、无法改变时,可以采取回避的方法。但是如果每次处理冲突时总是退让、处于被动的状态,反而会给解决问题带来更大的不便。

(二)强制

在冲突环境中不妥协退让,而是让冲突的对象听从或服从,并控制和支配一切,称为强制。强制适用于在沟通中碰到紧急状态必须马上作出决定时,特殊情况必须采取非常手段时。

(三)协调

一般在发生冲突时会有第三方出现来充当调解者。双方都说出自己的愿望和理由,由调解者提出解决冲突的办法,冲突双方讨论这个办法是否令双方都满意。劝说是协调的基本方式,一般采用委婉隐喻、循循善诱的方法,巧妙地引导双方思考,使得双方都能心甘情愿地接受协调。

（四）妥协

妥协是为了避免冲突或争执而让步。冲突的双方在权利上平等时,妥协可能是一种最为理想的选择。它将一个复杂的问题暂时搁置起来,以便赢得时间,找出最合适的解决方法。例如,要求双方都放弃一些认为重要的东西,这是解决双方有严重的利益冲突时经常使用的策略。

（五）合作

合作是以一种积极而有信心的方式表达权利和观点,努力寻找解决冲突的方法。面对当事人,用直接而有建设性的语言表达意见,把重点放在与对方的交流上,努力找出对双方都有利的方法,在保持立场的同时也乐于让步,达成双方都赞同的一致意见。把对方当成助手,共同解决问题,而不是把对方当成对手,这是解决冲突的重要方式。

 知识拓展

面对愤怒者的沟通小技巧

1. 保持冷静,适当呼吸;

2. 耐心倾听;

3. 鼓励对方说出不满,表示同情心;

4. 恶言听而不闻,适当运用肢体语言;

5. 不要说"是"或"不是";

6. 以缓和的语气请对方慢慢表达,表示会尽力协助;

7. 了解对方的真实需要,尝试提供帮助,巧妙地拒绝不合理的要求;

8. 及时取得他人的协助;

9. 交谈时不要直视对方的眼睛,最好看着对方的眉心。

本章小结

　　本章学习的重点是在遵循人际沟通的基本原则下,掌握人际沟通和护理管理沟通中的常用技巧及方法,正确分析和处理冲突;难点是学会在护理管理中正确运用沟通技巧进行有效沟通,营造良好的工作氛围,尤其是善于运用沟通技巧进行有效的护患沟通。在学习过程中,注重培养在生活或工作中积极运用沟通技巧的意识和能力,提高沟通能力和职业素养,自觉养成良好的行为习惯,全面提升综合素质,塑造良好的职业形象,创造和谐的人际关系。

（岳卫红　李　莉）

思考与练习

1. 人际沟通的常用技巧有哪些?

2. 如何进行有效的人际沟通?

3. 在沟通过程中解决冲突的方式有哪些?

4. 你觉得赞美别人显得虚伪吗? 请说明原因。

5. 某患者家里困难,其家属在使用手机上网时被网络诈骗 1 000 元。患者得知后很痛苦,你如何安慰他?

第六章 | 护理工作中的人际沟通

06章 数字内容

学习目标

1. 具有良好的护理岗位人际沟通能力。
2. 掌握护患关系的性质和特点;护患关系的基本模式和影响因素;治疗性沟通的概念、原则和作用;护士与特殊患者的沟通技巧;护生与患者的沟通技巧。
3. 熟悉护士与患者家属关系的影响因素;新型医护关系的模式及影响因素;护士与不良情绪患者的沟通技巧;护生与医务人员的沟通技巧。
4. 了解护患关系、医护关系、护际关系的概念;护理管理的组织沟通技巧。
5. 学会恰当地处理护理工作中的人际关系。

护理工作是卫生健康工作的重要组成部分,护理工作中积极有效的沟通有助于建立良好的护患关系,保证各部门之间协调合作,提高护理工作的效率和质量,从而更好地为人类健康服务。护理工作中良好人际关系的建立,不仅需要扎实的理论知识和过硬的技术水平,更需要较强的人际沟通能力。

第一节 护士与患者的沟通

工作情境与任务

导入情境:

患者,女性,53岁,企业经理,因头晕、头痛、血压升高入院。责任护士到病房与患者进行交谈,护士亲切的话语、细致的解释给她留下了良好的印象。护士也从交谈中了解到,患者公司业务很忙,想尽快治疗好转后出院。

工作任务：

1. 针对该患者的特点，建立合适的护患关系类型。

2. 正确为该患者进行健康教育。

一、护患关系的性质与特点

护患关系（nurse-patient relationship）是在特定条件下，护理人员通过医疗、护理等活动与患者建立起来的一种特殊人际关系。护患关系是护理人际关系的主体，是护理实践活动中最主要的一种专业性人际关系，既具有一般人际关系的特点，又有独特的性质和特点。

（一）护患关系的性质

1. 帮助系统与被帮助系统的关系　在护理工作中，护士与患者通过提供帮助与寻求帮助，形成特殊的人际关系。帮助系统包括医生、护士、医技人员以及医院的其他人员；被帮助系统包括患者、患者家属、亲友和同事等。在帮助与被帮助两个系统中，护患关系不仅代表护士与患者的关系，也是两个系统之间关系的体现。因此，两个系统中任何一个个体的态度、情绪、责任心等都会影响护理工作的质量。

2. 治疗性的工作关系　治疗性关系是护患关系职业行为的表现，是一种有目标、需要认真促成和谨慎执行的关系，具有一定的强制性。护士作为一名帮助者，有责任与患者建立良好的治疗性关系，以利于患者疾病的治疗与康复。

3. 专业性的互动关系　护患关系不是护士与患者之间简单的相遇，而是护患之间特定的相互影响、相互作用的专业性互动关系。这种互动并不局限于护士与患者之间，同时也体现在护士与患者家属、朋友和同事等社会支持系统之间，是一种多元化的互动关系。因此，互动双方的个人背景、情感经历、受教育程度、性格以及对健康与疾病的看法等，都会影响对彼此的感觉与期望，从而影响护患关系的建立与发展。

4. 护士是护患关系的主导者　在护患关系中，护士作为护理服务的提供者，处于主导地位，其言行在很大程度上决定着护患关系的发展趋势。一般情况下，护士是促进护患关系向积极方向发展的主要推动者，也是护患关系发生错位的主要责任承担者。

5. 护患关系的实质是护士满足患者的需要　护士通过提供护理服务满足患者的需要，这是护患关系区别于一般人际关系的重要内容，从而形成了特定情境下护患之间的专业性人际关系。

（二）护患关系的特点

1. 独特性　护患关系是发生在特定时间、特定地点和特定人物之间的一种独特关系。

2. 短暂性　护患关系是护士与患者在治疗期间所维持的一种关系。一旦患者的护理需求结束了，护患关系也就结束了。

3. 目的性　护患关系建立的最终目的是帮助患者减轻痛苦,恢复和促进健康,提高生活质量。

二、护患关系模式

1956 年萨斯与荷伦德在《内科学成就》发表了《医患关系的基本模式》,文中把医患关系分为三种基本模式。据此,在临床护理工作中根据护患双方在共同建立和发展护患关系的过程中所发挥的作用、心理方位、主动性及感受性等因素的不同,也将护患关系分为三种基本模式(表 6-1)。

(一)主动 - 被动型

主动 - 被动型是传统的护患关系模式,特点是"护士为患者做什么"。模式的原型为"父母 - 婴儿"的关系。在此模式中,护士对患者的护理处于主动、主导地位,而患者则处于被动、接受的从属地位。

在护理工作中,此模式主要适用于不能表达主观意愿、不能与护士进行沟通交流的患者,如昏迷、休克、全麻等意识严重障碍的患者,婴幼儿、智力严重低下及某些精神病患者等。此模式的护患关系需要护士有良好的职业道德、高度的责任心、耐心和同情心,使患者在这种单向的护患关系中能够战胜疾病,早日康复。

(二)指导 - 合作型

指导 - 合作型是将患者视为具有生物、心理、社会属性的有机整体。这种护患关系的特点是"护士教会患者应该做什么和怎么做",模式的原型为"父母 - 儿童"的关系。在此模式中,护患双方均具有主动性。护士根据患者病情决定护理方案,患者则尊重护士的决定并主动配合,主动提供疾病的相关信息,对护理方案提出意见和建议。

在护理工作中,此模式主要适用于急症患者和外科手术恢复期的患者。此模式的护患关系需要护士有良好的职业道德、高度的责任心、良好的护患沟通能力及健康教育技巧。

(三)共同参与型

共同参与型是一种双向、平等、新型的护患关系模式。此模式的特点是"护士积极协助患者进行自我护理",模式的原型为"成人 - 成人"的关系。在此模式中,护士常常以"同盟者"的形象出现,为患者提供合理的建议和方案,患者主动配合治疗护理,积极参与护理活动,双方共同分担风险,共享护理成果。

在护理工作中,此模式主要适用于慢性疾病并受过良好教育的患者,他们对自身的健康状况比较了解,把自己看作战胜疾病的主体,有强烈的参与意识。对于这类患者,护士要以患者的健康为中心,尊重患者的自主权,给予患者充分的选择权。

表 6-1　护患关系模式

类型	护士地位	患者地位	适用范围	类似关系
主动－被动型	有权为患者做什么	无权选择做什么	重症等无意识状态	父母－婴儿
指导－合作型	告诉患者要做什么	被要求与护士合作	急性病有意识者	父母－儿童
共同参与型	帮助患者做什么	与护士成为平等伙伴	慢性病并有一定文化水平	成人－成人

以上三种护患关系模式在临床护理实践中不是固定不变的,护士应根据患者的具体情况、患病的不同阶段选择适合的护患关系模式,以达到满足患者的需要、提高护理水平、确保护理服务质量的目的。

三、护患关系的发展过程与影响因素

（一）护患关系的发展过程

护患关系的发展是一个动态的过程,一般分为初始期、工作期和结束期三个阶段,三个阶段相互重叠、相互影响。

1. 初始期　初始期也称熟悉期,是护士与患者的初识阶段,也是护患之间建立信任关系的关键时期。此期的工作重点是护患之间相互认识,彼此建立初步的信任关系。护士主要通过入院宣教、入院评估等方式来了解患者,而患者通过护士的言行举止和自己的主观判断来选择是否与护士建立信任关系。因此,护士应通过得体的举止、真诚的服务、热情的态度在初始期为患者留下良好的第一印象,为后续护理工作的顺利开展奠定良好的基础。

2. 工作期　工作期是护士为患者实施治疗护理的阶段,也是护士完成各项护理任务、患者接受治疗和护理的主要时期。此期的主要任务是在彼此信任的基础上,帮助患者解决已确认的健康问题,满足患者的需要。此阶段,护士扎实的专业理论知识、娴熟的操作技能和认真负责的态度是保证良好护患关系的基础。

3. 结束期　经过治疗与护理,患者的身体状况好转或基本恢复健康,达到预期目标,可以出院休养,护患关系则进入结束期。此期的工作重点是与患者共同评价护理目标完成情况,并根据存在的问题或可能出现的问题制订相应对策。工作任务是护士对患者进行健康教育、出院指导和征求意见,患者对医疗护理服务进行评价。

（二）护患关系的影响因素

1. 信任危机　信任感是护患关系的重要内容,也是患者接受护理服务的先决条件,更是护患有效沟通的前提。

（1）服务意识：良好的服务态度和认真负责的工作精神是护患之间建立信任感的主要因素。如果护士在工作中态度过于冷漠，就可能造成患者对护士的信任感降低，甚至产生不满和抱怨情绪。

（2）技术水平：扎实的专业知识和娴熟的操作技能是赢得患者信任、建立良好护患关系的重要保证。护士因专业技术欠佳而出现的差错和失误，是患者难以对护士建立信任感的主要原因。

2. 角色模糊　角色模糊是指角色扮演者对其承担的角色不明确、对角色行为标准认识不清或缺乏理解时所出现的状态。

（1）护士角色模糊：随着医学模式的转变，护士角色的内涵和外延不断扩展，在护理实践中担负着多种角色功能，如提供照顾者、计划者、管理者、咨询者、协调者、教育者、患者利益维护者等。如果护士还是固守传统的护理观，认为护理工作只是简单地执行医嘱，就是护士角色模糊的表现。

（2）患者角色模糊：由于疾病的影响，患者通常会发生行为模式的改变，如以自我为中心，过分关注自己的健康状况，对医护人员或家人的依赖性增强等。如果患者不能转变观念，就会对患者的角色行为不适应，不能积极有效地参与医疗护理过程。

 知识拓展

患者角色适应不良

1. 角色行为缺如　患者没有进入患者角色，不愿意承认自己是患者。
2. 角色行为冲突　患者的角色与原角色发生心理冲突而引起矛盾。
3. 角色行为强化　患者安于患者角色，对自我能力表示怀疑，产生退缩和依赖心理，过分寻求帮助。
4. 角色行为消退　患者适应患者角色，但因某种原因又重新承担起原有的角色，从而放弃患者角色。
5. 角色行为异常　患者由于疾病的影响而出现一些异常行为表现，如抱怨、无助、苦恼甚至自杀等。

3. 权益差异　要求获得安全、优质的健康服务是患者的正当权益。大多数患者依赖医护人员的帮助来维护自己的权益。护士处于护患关系的主导地位，在护理工作中应时刻注意维护患者的合法权益，使护患关系保持良性发展。

4. 理解分歧　由于护患双方的年龄、职业、生活环境、社会文化背景等不同，对信息的理解往往存在差异，从而影响护患关系。

5. 责任冲突　由于护患双方对自己的权利和义务不明确而导致冲突。护患之间的责任冲突主要表现在两个方面：一是对于患者的健康问题该由谁承担责任，双方意见不一致；二是对于改善患者的健康状况该由谁负责，双方存在分歧。

四、建立良好护患关系对护士的要求

（一）具有丰富的理论知识和娴熟的操作技能

护士必须具有扎实的专业理论知识、丰富的人文社会科学知识和熟练的护理操作技能，并在护理工作中不断吸取新知识、新技能，不断充实自己，提高护理水平，适应新形势下的护理模式。

（二）保持健康的生活方式和良好的情绪

一名合格的护士，应该拥有健康的生活方式，能够自觉控制和调节自己的情绪，以一种良好的心态投身于护理工作中，使患者体验到积极向上的心境，从而促进疾病康复。

（三）具有真诚的态度和适当的移情

移情是通过沟通理解他人内心世界的行为。护士在与患者产生互动关系时，应以真诚的态度对待患者，理解患者的反应和感受，促进护患关系的良性发展。

（四）掌握沟通技巧

有效沟通是护理工作顺利开展的基础，也是建立和发展良好护患关系的前提。护士应学会运用沟通技巧，注意倾听患者的生理、心理、社会等多方面的健康需求，达到有效沟通，从而促进护患关系和谐发展。

（五）尊重患者的权利，调动患者的积极性

护士应尊重患者的权利，维护患者的利益，充分调动患者及其家属的积极性，使其参与到治疗和护理工作中，从而提高患者对健康的认识，促使其恢复健康。

 知识拓展

优秀护士的特征

1. 具有敬业精神、责任感和工作主动性。
2. 仪容仪表整齐大方，亲切自然。
3. 个性开朗，能带给别人愉快的感受。
4. 具有良好的沟通技巧，人际关系良好，尊重患者、同事、亲友。
5. 具有丰富的专业知识和娴熟的操作技能。
6. 待人谦恭有礼。
7. 言行品性可让人信赖。
8. 善良，有同情心，乐于助人。

第二节 护士与患者家属的沟通

护士与患者家属的关系是护患关系的一种延伸,是广义的护患关系。患者家属在促进患者的康复中起着重要的作用,他们是沟通和联络患者感情、调整护患关系的纽带,因此护士应与患者家属保持有效的沟通,协调好双方关系。

一、患者家属的角色特征

（一）患者原有家庭角色的替代者

患者患病前在家庭中的角色功能是相对固定的,患病后其原有的家庭角色功能就由其他家庭成员分担或替代。家庭成员如果能顺利承担患者原有的角色功能,就能帮助患者尽快地消除患病后的心理压力,进入患者角色,安心治疗。

（二）患者病痛的共同承受者

疾病不仅给患者带来痛苦,同时也会给患者家属,特别是一些急危重症患者的家属,带来心理痛苦的连锁反应。按照我国医疗保护的惯例,对于心理承受能力差的患者,为保持稳定的治疗状态,医护人员一般会采用"超越式"的沟通方式,将患者的病情及预后直接告诉家属,因此患者家属往往要比患者更早承受精神上的打击,并且还不能在患者面前表露出来。

（三）患者的心理支持者

由于疾病的影响,患者容易出现焦虑、恐惧、急躁、愤怒等不良情绪,如果不及时给予疏导,会影响患者的康复。而患者家属对于稳定患者情绪,排除心理干扰,有着其他人无法替代的作用。

（四）患者治疗过程的参与者

现代医学模式下的整体护理需要患者的积极配合与参与,当患者参与能力受限时,就需要患者家属的积极参与。因此,护士应善于调动患者家属的积极性,共同为患者提供优质的护理服务。

（五）患者生活的照顾者

由于疾病的影响,患者的生活自理能力会有不同程度的下降,住院期间或出院后的一段时间内生活上都需要他人的照顾。此时,患者家属应义不容辞地承担起照顾患者的责任,帮助患者度过生活不能自理的困境。护士应该指导患者家属学会科学地照顾患者,但不能让患者家属替代护士的工作。

二、护士与患者家属关系的影响因素

（一）角色期望冲突

患者家属因亲人的病情而承受着不同程度的心理压力，容易产生紧张、焦虑、烦躁、恐慌等一系列心理反应，因此对医护人员期望值过高，希望他们妙手回春、药到病除，要求护士随叫随到、有求必应、操作完美等。但护理工作的繁重、临床护士的紧缺等造成患者家属的需要难以完全得到满足，加之个别护士的不良态度和工作方式，常常引发护士与患者家属关系的冲突。

 知识拓展

角色期望

角色期望是指群体或个人对某种角色应表现出的一组特定行为的期望，即担任某一职位者被期待的行动或特质。其内涵包括信仰、期望、主观的可能性、权利与义务的行使等。一个人的角色行为是否符合其所处的地位和所具有的身份，在很大程度上是看他是否遵从了角色期望。

（二）角色责任模糊

在护理患者的过程中，患者家属和护士应密切配合，共同为患者提供心理支持和生活照顾。然而部分患者家属对自己的角色特征认识不清，认为护士应该承担照顾患者的全部责任，包括治疗、护理和一切生活照顾，只把自己摆在旁观者和监督者的位置上；少数护士把本应由自己完成的工作交给患者家属，从而影响了护理质量，甚至引发护理差错和护理事故，最终造成护士与患者家属之间的矛盾。

（三）经济压力过重

随着高端诊疗技术的推广应用和新药的不断开发使用，医疗费用不断升高，患者家属的经济压力逐步增大。当某些患者花费了高额的医药费用却未见明显的治疗效果时，常会产生不满情绪，从而引发护士与患者家属间的冲突。

三、护士与患者家属沟通中的角色作用

护士与患者家属建立关系并进行良好沟通，目的是指导患者家属承担起自己的角色义务，有效地支持患者早日康复。

（一）热情接待者

护士要热情接待患者家属,主动向患者家属介绍医院的环境、规章制度,询问是否需要帮助,对他们提出的意见及要求进行解答,使患者家属感受到被尊重、被接纳,从而对护士产生信任感。

（二）病情介绍者

患者家属对患者的病情及相关信息非常关注,护士应理解患者家属的心情,主动向他们介绍患者的病情变化、主要的诊疗护理措施及预后,让他们对患者的病情做到心中有数。当患者病情发生变化或恶化时,护士应及时向患者家属通报情况,冷静耐心地解答患者家属提出的问题,以缓解其紧张、焦虑、恐惧的心理,促进护士与患者家属关系协调发展。

（三）心理支持者

部分患者家属由于长期陪伴、照顾患者,自身生活规律被打乱,容易产生厌烦、焦虑心理,同时疾病也会给家庭带来经济压力。因此,护士应耐心细致地做好患者家属的思想工作,使他们对疾病有正确认识,减轻其心理负担,以便稳定患者情绪。

（四）护理指导者

一般情况下,患者家属都有参与护理患者的积极性,但多数患者家属缺乏相关的护理专业知识,不知道该如何照顾患者,这就需要护士给予正确的指导。尤其对于即将出院的患者,护士应主动与患者家属沟通,和他们一起制订患者出院后的康复计划,指导他们有效地帮助患者进行后续的治疗和休养。

第三节　护士与医院其他工作人员的沟通

一、医护关系沟通

（一）医护关系的概念

医护关系是指在医疗护理活动中医生和护士双方建立和发展的一种工作性的人际关系。医护关系是护理人际关系中一个重要组成部分,和谐的医护关系是取得优良医护质量的重要保证。

（二）新型医护关系模式

随着现代医学的发展和医学模式的转变,护理工作进入"以人的健康为中心"的整体护理阶段,护士不再是机械地执行医嘱,而是护理工作的决策者。医护关系模式由传统的"主导－从属型"逐步转变为"并列－互补型"的新型医护关系模式。

1."并列－互补"中并列是基础　医疗和护理是两个并列的要素,在治疗疾病的过程中,两者发挥着同等重要的作用,相辅相成,缺一不可。没有医生的诊断治疗方案,护理工作无从谈起;没有护士的具体操作,医生的诊断治疗也无法落实。两者有着相互平等的关系,只是职责分工不同,没有高低贵贱之分,更没有孰轻孰重之别。

2. "并列－互补"中互补是保障 医疗和护理既有分工又有合作。护士是医嘱的执行者,护理工作的开展离不开对医嘱的正确理解、独立判断和严格执行;医生的治疗方案需要通过护士的具体操作去落实,护士不仅为治疗工作的开展创造适宜的环境和条件,还为医生制订和修正治疗方案提供参考依据。医护之间可以通过工作关系,监督对方的医疗护理行为,及时发现和预防差错。

(三)医护关系的影响因素

1. 角色心理差位 医护关系是一种平等的合作关系。但是个别护士对医生产生依赖、服从的心理,在医生面前感到自卑,不能主动、独立地为患者解决问题,只是机械地执行医嘱;少数高学历护士在护理工作中过分强调护理专业的独立性和自主性,不能很好地配合医生的工作;一些年资高、临床经验丰富的资深护士对年轻医生不尊重、不配合,这些情况都可能影响医护关系的和谐发展。

 知识拓展

心理差位程度分级

心理差位是指人际交往时双方在心理上分别处于不平等的上位和下位关系中,如主雇关系、父子关系、师徒关系等。心理差位一般分为以下四个等级:

(1)微弱差位:在交往时,若有不同的意见或看法,可以坦率地提出。交往关系中的一方尊重对方的意见,但最终会根据自己的主观意愿决定是否照办。

(2)中强差位:心理下位者尊重上位者的意见,且能按要求照办。若持有不同的看法,一般以委婉的方式提出。当对方坚持自己的观点时,会依照吩咐行事,但保留自己的意见。

(3)显著差位:心理下位者对上位者的吩咐立即照办,即使有不同的看法或意见,也不敢当面提出,但执行时心里有一定的保留意见。

(4)超强差位:心理下位者对上位者的意见绝对照办甚至盲目服从,完全不存在任何怀疑。

2. 角色压力过重 很多医院由于医护比例、床护比例严重失调;岗位设置不合理,忙闲不均;加之患者对护理质量要求越来越高等,都会造成一些护士心理失衡和角色压力过重。因此,护士往往变得脆弱、急躁易怒,没有过多精力与同行沟通交流,以致产生误解和矛盾,导致医护关系紧张。

3. 角色理解欠缺 医疗和护理是两个不同的专业,有不同的学科体系。在临床工作中,医护双方因对彼此的专业缺乏必要的了解,容易出现相互指责和埋怨的现象,进而影响医护双方的合作关系。

4. 角色权利争议 医生和护士按照分工,在各自的职责范围内承担责任,同时也享有相应的自主权。但是在某些情况下,医护人员常常会因为协调与沟通不及时而引发矛盾,影响医护关系。例如,当护士对医嘱有不同看法时,便可能产生自主权争议:医生认为开医嘱是医生的事,不需要护士干预;而护士则认为自己有权对医嘱提出异议,这是护士的职责,医生不应该拒绝。

(四)建立良好医护关系的策略

1. 把握角色,各司其职 医生和护士工作的侧重面和使用的技术手段不尽相同。医生的主要责任是作出正确的诊断和采取恰当的治疗手段。护士的主要责任是能动性地执行医嘱,为患者提供整体护理。

2. 真诚合作,相互配合 医生和护士在为患者服务时,只有分工不同,没有高低之分。医护双方的关系是相互尊重、相互支持、真诚合作,共同为患者的医疗安全负责。

3. 关心体贴,互相理解 在为患者提供健康服务的过程中,医生和护士是良好的合作伙伴。医护双方应充分认识对方的作用,支持对方的工作。护士要尊重医生,积极主动协助医生诊治,善意地提出合理的意见和建议;医生也要理解护士的辛勤劳动,尊重护士,重视护士提供的患者信息,及时修正治疗方案。

4. 互相监督,建立友谊 为了维护患者的利益,保证医疗护理安全,医生和护士在工作中需要相互监督,以便及时发现和预防差错的发生。一旦发生差错,应该不护短、不隐瞒,要及时予以补救,保证患者的安全。

二、护际关系沟通

护际关系(nurse-nurse relationship)是指护士与护士之间的关系。护际之间良好的沟通有利于创造和谐的工作氛围,提高护理工作质量。护际关系一般分为三类:上下级护际关系、同级护际关系、教学护际关系。

(一)护士的角色特征

随着护理学的不断发展,护士角色发生了根本性的变化,由传统的"母亲形象""宗教形象""仆人形象"逐步发展为受过专科教育、有专业知识、受人尊重、独立的实践者。当代护士被时代赋予多元化的角色,如照顾者、计划者、管理者、咨询者、协调者、教育者等。护士的角色特征如下:

1. 具有扎实的理论知识和娴熟的实践能力 这是决定一个护士能否胜任护理工作的前提。

2. 具有良好的沟通、咨询及教育能力 护士能随时将患者的病情变化、治疗情况等与相关人员沟通,并能耐心地解答患者及其家属的具体问题,给予情感支持及健康指导。

3. 具有敏锐的洞察能力 护士应具备观察病情变化的能力,以便及时发现患者的身心变化,预测及判断患者的需要,协助诊断及治疗。

4. 具有同情心　同情患者,理解患者,在患者需要时能提供及时有效的护理,并尊重患者的人格、尊严及权利。

5. 具有端庄的仪表和开朗的性格　护士在工作中要做到仪表端庄、表情自然、和蔼可亲,并能以开朗乐观的态度对待每一位患者。

6. 具有不断完善自我的能力　护士在护理实践中遇到疑难问题时,应主动查阅资料或请教有关专家,以解决问题。护士要及时关注学科的发展变化,不断积累经验,补充自己知识体系中的欠缺与不足。

(二)护际关系存在的问题

1. 护士长与护士之间的矛盾　由于护士长和护士的出发点和需求不同,双方在期望值上存在差异。护士长希望护士钻研业务,甘于奉献,服从管理,支持科室相关工作;护士希望护士长业务能力和组织管理能力强,能够帮助和指导自己,关心下属,一视同仁。在工作中,个别护士过分强调个人困难,较少考虑科室工作;也有少数护士长过分关注工作的完成情况,忽略对护士的关心,这些都可能影响护士长与护士之间的人际关系,从而出现交往矛盾。

2. 年轻护士与年长护士之间的矛盾　临床护理工作中,年轻护士和年长护士之间往往由于年龄、身体状况、学历、工作经历等方面的差异,容易在沟通过程中发生矛盾。

3. 不同学历护士之间的矛盾　少数高学历护士不愿意向低学历但临床经验丰富的护士学习,而学历不高的护士对高学历的护士又心存戒备,也不愿意主动与之交往。

4. 护士与实习护生之间的矛盾　带教老师希望护生工作主动,勤学好问,尽快掌握护理操作技术,尊重老师;护生则希望带教老师医德高尚,业务精湛,耐心带教。当个别带教老师对护生态度冷淡,缺乏耐心,批评指责过多,鼓励放手过少,就会使护生对学习失去兴趣和信心,师生之间也会因此产生矛盾和冲突。有些护生不尊重带教老师,不虚心钻研业务,似懂非懂,结果造成差错事故,增加了带教老师的心理压力,出现不愿意带学生的心理状态。

(三)护际关系沟通策略

1. 互学互尊,团结协作　在护理工作中,同行之间互相尊重是十分重要的。要做到同行间相互尊重,就必须尊重他人意见,尊重他人人格。护士都是劳动者,相互之间是平等合作的关系,共同为患者提供护理服务。

2. 互助互勉,奋发进取　护士之间存在职称、学历、技术经验、思想认识的差别,在护理工作中要提倡助人为乐的精神,互相勉励,共同进步。当别人取得成绩时,应当作为自己的一种鞭策力;当同事出现差错时,应当协助其寻找根源,做到防微杜渐。

3. 互相支持,乐于奉献　护理工作琐碎繁重,完成护理任务需要护际之间团结协作,协调运转。护士之间虽然各有分工、各司其职,但每位护士的工作都需要其他护士的支持与配合,因此护士之间应该有主动协作的奉献精神。当其他护士工作任务重或遇到困难时,应主动协助。各班护士应多替别人着想,把方便留给别人,为其他护士的工作创造条件,形成一种团结协作、积极向上的工作氛围。

4. 充分发挥护士长的核心作用　护士长是病区护理工作的组织者和指挥者,也是护理人员间相互关系的协调者,是护士群体人际关系的核心。护士长在整个护理工作过程中应带领护士共同完成护理任务,处理各种危急或突发事件。因此,护士长必须拥有良好的道德修养、礼仪风范和沟通技巧,具有了解护士、关心护士和指导护士的意识,能够有序地组织各项工作,充分调动每位护士的积极性。

5. 正确协调护士之间的关系　护理人员内部的沟通是以相互理解、相互尊重、团结协作为前提的。护士之间要理解和掌握职能与职责的尺度,上级指挥分配下级工作是职能,下级执行上级布置的工作是职责。年轻护士应尊重级别高、年长的护士,并虚心求教;年长护士要为人师表,善于学习,爱护和培养年轻护士。

三、护士与其他健康工作者的沟通

近年来随着医学服务的分工越来越细,医务人员之间的联系也愈来愈密切,医疗服务的质量需要所有医务人员的团结协作。在医院工作中,护士除了要与医生沟通外,还需要经常与医技、后勤服务等工作人员进行沟通。由于护士与这些人员的工作职责、工作性质、工作环境、看问题的角度和处理问题的方法不同,在人际交往中可能产生不同的心理和矛盾,影响相互之间的协作关系。

(一)护士与医技辅助人员的沟通障碍

由于医技科室所包含的各类专业与护理专业的差别较大,独立性更强,相互对彼此的工作内容、特点缺乏了解,因此容易导致工作中不能很好地相互支持和配合,一旦出现问题,还容易产生相互推诿或埋怨等现象。

(二)护士与后勤人员的沟通障碍

医院后勤部门是维护医院良好运作的重要支持部门。后勤人员为医疗护理提供环境、生活、物资、安全等各种保障,护士的工作离不开后勤人员的支持与配合。有些护士对后勤人员不够尊重,认为他们不是专业人员,所做的工作技术性不强。后勤人员也可能因为自己工作得不到理解和重视,容易产生消极情绪,敷衍拖延,导致护理工作不能顺利开展,从而影响彼此之间的关系。

(三)护士与其他健康工作者的沟通策略

护士与医技、后勤人员之间的矛盾,均可以通过有效的沟通来改善,这需要双方的共同努力。在这个过程中,护士应树立全局意识,采取积极主动的态度,在某些方面可以发挥主导作用。

1. 相互理解与尊重　护士与其他健康工作者虽然专业不同、职责不同,但工作目标一致,没有高低贵贱之分,都是为患者的健康服务,都应该得到他人的理解和尊重。在双方交往中,护士应注意体现自身良好的职业道德和个人修养,善于化解各类矛盾冲突。

2. 相互支持与配合　护士与其他健康工作者相互支持与配合,是顺利开展护理工作的重要保证。护士在工作中不仅要考虑自身的工作困难,也应设身处地地为对方着想。在对方工作安排有困难时,护士应当在保证不影响护理质量的前提下主动调整工作方案,尽可能地为对方工作提供方便。

第四节　治疗性沟通

 工作情境与任务

导入情境:

患者,男性,45 岁,因"右上腹及剑突下反复疼痛 2 年,2 天前疼痛加重",到医院就诊,入院诊断为"慢性结石性胆囊炎急性发作"。入院后给予抗感染治疗,拟行手术治疗。早上护士微笑着来到患者床旁做术前宣教,患者对自己的病情非常担心,对手术充满恐惧,见到护士就急着询问:"护士,我单位还有很多事情,家里上有老下有小,我爱人也很忙,现在还要做手术,这个病能治好吗? 恢复怎么样? 需要住多久呢?"

工作任务:

1. 针对该患者的情况,判断其不良情绪。

2. 正确与患者进行有效沟通。

治疗性沟通是一般人际沟通在护理实践中的具体应用。作为一名护士,应根据患者的不同性别、年龄、职业、病情,合理地使用人际沟通技术,这样不仅可以保持良好的护患关系,还能让患者更加了解自己的病情,配合护士工作,达到良好的治疗效果。

一、概　　述

(一)治疗性沟通的概念

治疗性沟通(therapeutic communication)是护士与患者之间进行的以患者的治疗为中心的沟通。在治疗性沟通中,护士是信息发出者,患者是信息接收者,沟通的内容是护理范畴内与健康有关的专业性内容,包括医院、家庭和社区中所有与健康照顾有关的内容。

(二)治疗性沟通的目的

1. 建立相互信任的良好护患关系,以利于护理工作的顺利开展。

2. 收集患者资料,进行护理评估,为护理诊断提供依据,并给患者提供必要的知识和教育。

3. 观察患者的非语言行为,如兴奋、激动、紧张、急躁等,以了解患者的情绪和态度。护士也可以通过非语言行为来表达对患者的支持,如通过眼神表示自己在认真倾听患者的描述,通过抚摸达到移情的效果,使患者感到安全与欣慰。

4. 与患者共同讨论确定需要解决的护理问题。

5. 与患者共同制订一个目标明确、行之有效的计划,让其参与到治疗和护理当中,通过共同努力达到预期的目标。

6. 观察患者的病情变化和护理效果,根据情况确定新的护理问题。

7. 为患者提供心理社会支持,促进身心健康。

(三)治疗性沟通的原则

1. 目的性原则　治疗性沟通是护士在评估患者各种需求的基础上进行的有意识和有计划的沟通。治疗性沟通是以满足患者需求、促进患者康复为目的,始终围绕着患者的身心健康需求展开的。

2. 针对性原则　护士在与患者沟通交谈时,应针对患者不同的年龄、职业、文化程度、社会角色、接受能力等特点来组织沟通内容,有针对性地运用不同的沟通方式和技巧。护士可以采用形象生动的语言、浅显易懂的比喻,循序渐进地向患者传授相关的知识,忌用医学专业术语或医院内常用的省略语等。

3. 融洽性原则　沟通过程中,护士应以真诚友善的态度、尊重礼貌的语言与患者或患者家属建立良好的护患关系,让其感受到温暖和理解,创建和谐融洽的沟通氛围,达到事半功倍的效果。

4. 平等尊重的原则　护患双方沟通时应该是平等的、相互尊重的关系。护士应尊重患者的自主性,认真倾听患者的意见和建议,尊重患者的选择,不要把自己的主观意愿强加给患者。在这种平等关系下,互相尊重的沟通不仅会给患者带来较好的治疗效果,也会给护患双方带来意外的收获。

(四)治疗性沟通的作用

1. 支持和帮助的作用　沟通的内容一般是护士通过前期的评估确定的,是患者急需解决的健康或治疗问题。因此,这种目标明确的沟通可以起到支持和帮助的作用。

2. 交通枢纽和桥梁的作用　治疗性沟通能在患者的求医行为和医护人员的行医行为之间起到交通枢纽和桥梁的作用。

3. 遵医行为的指导作用　护士以满足患者的需求为目的与其进行沟通,便于指导患者的遵医行为,可充分发挥患者的积极性和主动性,使其自觉配合治疗和护理。这不但有利于患者的康复,更有利于医疗护理方案的顺利执行。

4. 心理支持的作用　患者由于对疾病预后的不确定、对检查及治疗手段的恐惧、对医院环境的陌生、对经济费用的担心等原因,会产生焦虑、恐惧等不良情绪。护士通过治疗中的信息传递和行为干预,耐心倾听,鼓励和疏导患者表达自己的真实感受,通过恰当的解释和说明,调动患者社会支持系统的力量,以减轻患者的不良情绪,使患者树立战胜疾病的信心。

5. 预防医疗纠纷的作用　近年来医疗纠纷呈上升趋势,护士工作压力加大。对护士而言,坚持做好"三查八对"和无菌操作、一切按操作规程执行固然重要,但在某种程度上,良好的治疗性沟通将能更好地满足患者的各种需要,更能得到患者的理解,从而能有效地预防医疗纠纷。

6. 其他作用　治疗性沟通的作用很多,需要我们在工作实践中去发现、挖掘和运用,如指导医疗护理方案的制订和完善的作用、提供健康教育的作用等。

（五）治疗性沟通与一般性沟通的区别

因沟通对象的特殊性,治疗性沟通既具备一般性沟通的特征,又与一般性沟通存在一定的区别(表6-2)。

表6-2　治疗性沟通与一般性沟通的区别

	治疗性沟通	一般性沟通
目的	确定护理问题,进行健康指导,协助患者恢复健康和促进健康	建立关系,加深了解,增进友谊
地位	以患者为中心	双方平等
目标	护患共同制订,满足患者需求	无特定目标
场所	医疗机构及与健康有关的场所	无限制
内容	与健康有关的信息	无限制
时间	此时此刻	可以是现在、过去和将来
结束	经过计划与讨论	无计划,无法预测

二、治疗性沟通的过程

（一）准备与计划阶段

1. 了解患者信息　护士应了解患者的基本情况,包括一般情况、既往病史、治疗情况、辅助检查、心理活动等内容。

2. 明确交谈的计划　护士应确定本次交谈的目的、内容和需要的时长,让患者做好准备;列出谈话提纲,合理设计问题,集中话题,以达到有效沟通的目的。

3. 选择交谈地点　根据交谈内容,可给患者及家属几个备选的交谈地点,如病房、护士办公室、医生办公室等,由患者从中作出选择。

4. 做好环境准备　在与患者交谈前,护士应请旁人暂时离开,以保护患者的隐私。关闭电视,关上房门,手机调成静音,保持环境安静,避免分散注意力。根据患者治疗的情况来选择合适的时间,避免检查或治疗的干扰等。

5. 护士个人准备　护士应注重个人仪容仪表,保持端庄整洁;调整好自己的情绪,使自己的情绪处于积极稳定的状态。

(二)沟通开始阶段

1. 自我介绍　护士应主动告诉患者自己的姓名和职责,对患者称呼得体,尊重患者,给患者留下良好的第一印象。

2. 说明交谈目的和所需时间　首次就医的患者大多都伴有紧张、焦虑等情绪,护士应让患者了解交谈的目的和时间,并告知患者有问题可以随时提问,以便患者在思想上有所准备。

3. 关注患者需求　在交谈时,患者应神志清楚,精力充沛,没有疼痛和特殊的不适感,愿意与护士进行交流沟通;注意患者的体位和姿势是否舒适;患者如有生理上的需求(如口渴、如厕等),可先行满足,以保证交谈的顺利进行。

(三)沟通进行阶段

1. 合理提出问题　护士可多使用开放式提问,但一次最好只问一个问题,而且要有针对性,提出的问题应围绕主题、简单明了,尽量使用患者能听懂的语言。

2. 采用不同的沟通技巧　护士与患者的沟通可以从一般性的问候开始,如"你今天感觉怎么样?""你今天吃早饭了吗?"当患者感到自然、放松时,可适时将谈话内容转入正题。在交谈时,应保持合适的距离,目光要平视对方,对于患者的谈话应及时给予反馈。重要问题需要进一步核实清楚,没听清楚或患者描述不清楚的问题可用澄清或重复技巧进一步澄清。如果患者处于悲伤、哭泣的状态,护士可采用沉默或触摸的技巧来给予安慰。

3. 把握沟通主题　护士应将沟通的内容分清主次,鼓励患者将自己的真实想法、感受和需要全部讲述出来。若出现新的问题,护士可适当调整主题。但护士的提问应紧扣主题,引导患者朝主题方向交谈。如果患者的谈话内容偏离主题,护士应及时巧妙地将其带回,实现沟通目的。

4. 做好记录　正式的治疗性沟通一般都应做好记录,护士应认真及时地记录,充分体现其真实性。

(四)沟通结束阶段

1. 把握好时机　当双方的主题内容已谈完、需要的内容已收集完成、沟通目的已达到,护士应选择一个巧妙的时机结束本次谈话,必要时应征求患者的意见。

2. 适当总结　结束前,护士应进行适当的小结,简明扼要地总结交谈的关键信息,核实记录的准确性。

3. 表达感谢　护士应感谢患者的配合和支持,若以后需要继续交流沟通,可以约定下次沟通的时间、内容和地点等。

三、常见护理操作中的治疗性沟通

护理操作中的治疗性沟通主要是指在护理工作中,护士为取得患者的配合,获得患者的信任,保证护理操作的顺利进行,以达到预期的目的而采用的护患沟通技巧和方法。

(一)操作前解释

1. 亲切、礼貌地称呼患者,做好自我介绍,让患者放松,减轻不安与紧张的情绪。

2. 向患者简要解释本次操作的目的和作用。

3. 简要讲解操作方法和需要患者配合的要点,告知患者操作中可能产生的感觉,如何减轻不适感,以减轻患者焦虑不安的情绪。

4. 真诚地承诺,用娴熟的技术最大限度地减轻患者的不适,在征得患者的同意后再进行操作。

(二)操作中指导

1. 操作过程中,边操作边指导患者配合的方法,如深呼吸、放松等;仔细观察患者的反应,注意询问有无不适,视情况给予适当调整。

2. 使用安慰性的语言,转移患者的注意力。

3. 使用赞扬和鼓励性的语言,增强患者的信心。

(三)操作后嘱咐

1. 亲切询问患者的感受,观察是否达到预期效果。

2. 根据操作类型交代注意事项。

3. 感谢患者的配合,并询问有无其他不适。

4. 后期有任何不适的感觉时,嘱咐患者随时呼叫护士。

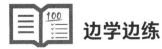 **边学边练**

护理操作中的治疗性沟通——静脉输液

患者,女性,38岁,因"突发右上腹连续性绞痛、阵发性加剧8h"入院,遵医嘱给予静脉输液。

1. 操作前解释

护士:您好,我是您的责任护士。根据您的病情,遵医嘱我将为您进行静脉输液,这会缓解您目前的疼痛。输液时间有些长,需要我协助您去厕所吗?(因患者一般都比较熟悉静脉输液,可以不用解释操作方法)。

2. 操作中指导

护士:今天我们选择右手输液,可以吗?请您将右手伸出来,我看一下你的血管情况。

请问我按的这里疼吗？您的这根血管粗直,弹性也很好,无瘢痕硬结,有利于穿刺,请您不要担心。

护士:来,请握拳,穿刺时会有一点疼,我会尽量轻点。

护士:好了,穿刺完毕,请松拳。您有感觉到不舒服吗?

3. 操作后嘱咐

护士:针头已经固定好了,您活动的时候要小心,以免针头滑出血管。滴速给您调至每分钟60滴,是根据您的年龄、病情、药物的性质来调节的,请您和家人不要自行调节。感谢您的配合。

护士:您还有其他需要吗?如果您有任何问题,请按床头呼叫器,我们也会经常来巡视,及时关注您的情况,请您放心。

四、护士与特殊患者的治疗性沟通

（一）与患儿的沟通

1. 患儿的特点　患儿最大的特点是年龄小,抵抗力差,起病急,病情变化快,自理能力差,不善于用语言表达,注意力容易转移,需要家长陪护等。患儿在就诊时,只要一接触到医护人员,就会感到紧张,甚至会哭闹不止,抗拒医护人员的检查和治疗。一些曾在医院接受过治疗或有创检查的患儿因有过治疗的痛苦体验,导致其再次入院治疗时常常会产生莫名的恐惧。

2. 与患儿的沟通技巧　护士与患儿沟通时,应结合患儿的具体年龄,考虑该年龄段患儿的认知水平、喜好特点、玩耍方式等,给予差异化的沟通。患儿不同于其他患者,护士要有爱心和耐心,要真诚地对待和理解患儿,安抚患儿的紧张情绪。与患儿交流时要面带微笑,声音柔和,可以通过触摸、微笑等非语言沟通的技巧使患儿感到亲切。同时,还要学会通过观察患儿的表情来判断其情绪,学会判断婴儿的哭声,观察患儿的躯体语言。要多使用鼓励和赞扬,增强患儿战胜疾病的信心。

（二）与孕产妇的沟通

1. 孕产妇的特点　孕妇在妊娠期大多对周围事情感知敏感,情绪不稳定,既有做妈妈的喜悦,又有各种担心,如早产、难产、孩子异常等。初产妇因无分娩经历,在临产前会有紧张、焦虑、恐惧等心理活动,担心自己在分娩时的疼痛或发生大出血等,希望得到医护人员的关心、指导和帮助。多数产妇在分娩后有初为母亲的自豪感和欣慰感,精神过度兴奋而言谈较多、不思睡眠,注意力全部集中在孩子身上,听到孩子的哭声就心神不宁,看见孩子的一些异常变化就恐慌不安。也有部分产妇会因未进入母亲角色,担心自己不能照顾好孩子,加之内分泌代谢发生变化,容易出现产后抑郁症等精神方面的问题。剖宫产的产妇容易担心伤口的愈合情况,伤口疼痛也可引起疑虑和恐惧。

2. 与孕产妇的沟通技巧　护士应尽量创造美好舒适的环境,营造良好的氛围,以维护孕妇情绪的稳定,使她们保持精神愉悦,保证胎儿有良好的发育环境,并指导孕妇家人尤其是丈夫与孕妇保持和谐关系,多陪孕妇聊天、散步、听音乐等,体贴包容孕妇,在精神和心理上给予关心和帮助。护士对孕产妇应一视同仁,态度和蔼真诚,交谈亲切温和,主动问候和提供服务,维护良好的人际关系。孕产妇因病情的不同,其生理、心理的反应也会不同,护士应认真观察,仔细分析,给予相应的疏导。如进行剖宫产的产妇会担心术后身体能否恢复、手术是否影响母乳喂养等,护士应进行针对性地解释和指导,帮助她们解除担忧,尽快恢复健康。护士还应做好健康教育,尤其针对一些高龄产妇、妊娠高血压综合征患者。给产妇及其家人宣讲科学喂养和产后营养的重要性,指导产妇做好个人卫生和适当的锻炼方法,教会产妇及其家人婴儿沐浴方法及抚触技术,大力宣传母乳喂养和产后早吸吮的益处及具体方法。

(三)与老年患者的沟通

1. 老年患者的特点 老年人因年龄的原因,许多身体器官出现生理老化和功能衰退,导致其出现感知觉能力降低、思维减慢、反应迟钝、记忆力变差、动作不灵活、协调性差等问题。很多老年人因身体原因,导致其不能参加社会活动,更容易产生孤独心理。同时,老年人还容易出现沮丧、悲观、厌世等抑郁情绪,这与老年人脑内生物胺代谢改变有关。

2. 与老年患者的沟通技巧 护士对待老年患者,应该像对待自己的长辈一样,称呼要用尊称,见面多问候、多打招呼,如"大爷,昨天晚上您睡得好吗?"关心体贴的语言会让老年患者产生安全感、舒适感和信任感。护士还应密切关注老年患者的心理变化,了解其心理需求,针对其健康问题进行耐心解释,打消顾虑,增强治疗疾病的信心。调动老年患者的各种社会支持力量,在精神和物质上给予其关怀,以利于老年患者的康复。同时,护士与老年人说话时距离要稍近一些,以便让他看清你的手势和口形,说话的声音要大一点,以便老年人能听清你讲话的意思。

(四)与感知觉障碍患者的沟通

1. 感知障碍患者的特点 当患者沟通的重要器官出现了功能障碍,如视力障碍、听力障碍、语言障碍、痛觉障碍、触觉障碍等,他们会害怕周围的人投来异样的眼光,内心带有自卑感,加之生病住院,无法与医护人员进行有效沟通、表达自己的感受,会有焦虑、烦躁、恐惧等表现。

2. 与感知觉障碍患者的沟通技巧 护士要懂得尊重感知觉障碍患者,通过有针对性的沟通,懂得换位思考,运用亲切关怀的语言,使患者感到安全感和归属感,以建立良好的信任关系。例如,与视力障碍患者沟通时,护士要想到为患者补偿因他看不见而遗漏的事情,并避免或减少视觉性非语言性信息,当护士走进或离开病房时,应告诉患者自己的姓名,及时对他所能听到的声音作出解释;在与听力障碍患者沟通时,应让患者看到你的脸部和口形,可用手势和面部表情来加强信息的传递;在与语言障碍患者沟通时,应尽量使用一些简短的句子,可以用"是""不是"或点头来回答,给对方充分的时间,要有耐心。

（五）与急危症患者的沟通

1. 急危症患者的特点　急危症患者大多数是遭受突然的意外伤害或病情加重而来医院就诊,起病急骤,自觉症状明显,基本都没有足够的思想准备,因此容易出现惊慌失措、恐惧不安等表现,迫切希望有经验丰富的医生和护士来提供及时有效的救治。患者病情严重复杂,害怕病情持续恶化而危及生命,担心治疗效果不佳、经济负担较重等,会出现急躁不安、情绪波动明显的表现。有些患者对一系列的检查和各种综合治疗措施缺乏耐心,对医护人员的态度粗暴生硬。他们希望医护人员检查后立刻就能明确诊断,药到病除,一针见效。工伤、事故和自杀患者容易出现暴躁易怒、哭泣、不合作和对抗治疗的行为,甚至会因一些琐事而迁怒于周围人群,怨天尤人,自暴自弃。尤其是自杀患者,常因某些难言的心理痛苦而抗拒各种抢救和治疗。

2. 与急危症患者的沟通技巧　急危症患者大多起病急,病情重,求医心切,此时护士应当热情接诊,根据患者的不同心理特点及需要,做好心理疏导和心理支持,帮助患者减轻精神痛苦。护士在工作中要做到耐心、细心、语言亲切、操作规范、技术过硬,使患者产生安全感和信任感,以缓解患者的紧张情绪,调动患者积极性,树立战胜疾病的信心。同时还应注意,急危症患者处于病情严重或危重状态时,护士与其沟通的时间要尽量缩短,避免一些不必要的交谈,以不加重患者负担为前提,一般不超过 10～15min,以封闭式提问为主。对于无意识或意识模糊患者,沟通环境尽可能保持安静,护士以同样的语调不断重复同一句话,以观察患者的反应。

（六）与肿瘤患者的沟通

1. 肿瘤患者的特点　肿瘤患者特别是恶性肿瘤患者,心理非常复杂,有的悲观、有的幻想、有的绝望。病情初期,大多患者存在一种企图逃避现实的侥幸心理,希望能否定目前的诊断,主要表现为恐惧、焦虑、精神紧张、情绪不稳等,要求医院重新做病理切片等有关检查,要求反复会诊或转院检查。随着病情的发展或复发,患者会经受沉重的打击,主要表现为愤怒、绝望、悲观等。如果因手术导致器官的缺失、生理功能的变化或面容的损毁,患者会因焦虑而导致失眠、厌食、乏力等症状。当病情开始恶化,一些患者因恐惧死亡而出现忧郁、恐惧、孤独等表现。也有一些患者会有一定的认知能力和自我评价能力,知道预后情况后反而表现得很平静,有条理地安排后事,准备默默告别人世。

2. 与肿瘤患者的沟通技巧　护士应掌握肿瘤患者复杂的心理需要,根据不同的心理需求来进行针对性的心理护理。如在早期阶段,鼓励患者及早明确诊断,保持良好心态,树立战胜疾病的信心,重新燃起生命的希望;在肿瘤的治疗阶段,应加强心理疏导,尤其是需要进行手术的患者,护士应提前做好心理疏导,告知患者手术前的准备、术中配合和术后的注意事项等;对进行化疗、放疗的患者,可提前告诉患者治疗后的不良反应,必要时可提前做些准备。

（七）与临终患者的沟通

1. 临终患者的特点　临终患者因饱受疾病的折磨及对生的渴求、对死的恐惧,其心理反应是十分复杂的。有些患者会出现悲伤、退缩、情绪低落、哭泣等表现,有些患者在经过一系列的努力和挣扎之后变得平静,开始接受面临死亡的事实,平静地等待死亡的到来。

2. 与临终患者沟通的技巧 护士应根据临终患者的情况,妥善进行针对性的沟通,并以真诚、宽容、忍让的职业精神爱护患者,应给予同情和照顾,经常陪伴患者,尽力满足其合理要求,帮助其实现最后的愿望。护士应允许患者用不同方式来宣泄情感,表达忧伤,同时应尊重患者的选择,不强迫患者进行交谈,为其创造一个安静、清洁、舒适的环境,保持与患者的沟通,但避免过多打扰。

 知识拓展

爱丁堡宣言

医学教育的目标是培养促进全体人民健康的医生。患者理应指望把医生培养成一个专心的倾听者、仔细的观察者、敏锐的交谈者和有效的临床医师,而不再满足于仅仅治疗疾病。

作为一名护士,应把这些庄严的诺言转变为有效的行动,认真倾听患者的诉说,仔细观察患者的病情变化,从患者的谈话中敏锐地抓住关键信息和重要信息。

五、护士与不良情绪患者的治疗性沟通

(一)与抑郁患者的沟通

1. 抑郁患者的特点 抑郁是一种消极的情绪反应,主要特点是活动减少、语速缓慢、语言减少、悲观失望、睡眠障碍、自我否定、自信心不足等,严重者甚至会出现自杀想法。

2. 与抑郁患者的沟通技巧 护士在与患者沟通时,可采用触摸、面带微笑等非语言沟通的方式,以亲切和蔼的态度适当简短地向患者提问,放慢语速,音量适中,不要催促对方回答,鼓励其大胆地表达自己的想法和感受,让其尽量宣泄自己的不良情绪。同时,还应对患者的反应给予更多的关注,对患者在思想和行为上取得的每一点进步都要真诚地给予肯定和表扬,帮助其恢复自信。

(二)与沮丧患者的沟通

1. 沮丧患者的特点 在日常生活中,导致患者沮丧的原因有很多,如得知自己病情严重、遇到较大的心理打击、长期饱受疾病的折磨、疾病治疗的效果不佳等。患者往往会表现出失落、悲观、失望、冷漠等反应,会到处找人诉说自己的痛苦,希望得到别人的理解,有些患者还会为小事而伤心、哭泣,或选择退缩逃避。

2. 与沮丧患者的沟通技巧 护士应鼓励患者及时表达自己的感受和想法,通过其表

情、动作、语态等非语言行为,了解患者讲述的内容,用鼓励、发泄、倾听、沉默等技巧表示对患者的理解、关心和支持,尽可能地陪伴在患者身边,帮助其尽快度过悲哀,恢复平静。

(三)与愤怒患者的沟通

1. 愤怒患者的特点　愤怒是一种强烈的、不愉快的情绪和情感,是对挫折、痛苦、不满等情绪的宣泄。患者往往会因为疾病治疗的效果、医护人员操作技术等达不到自己的期望、因沟通交流出现误会、护士服务意识差等,对医护人员缺乏信任感,容易出现愤怒情绪,严重者还会出现攻击医护人员的情况。

2. 与愤怒患者的沟通技巧　当患者愤怒时,护士应了解其愤怒的真正原因,可以让患者先坐下,认真倾听患者表达自己的感受和想法,以此来了解他们的需求,用同情、尊重的语言与患者沟通,缓解他们的心理压力,解决他们的问题,稳定他们的情绪,使他们的身心尽快恢复平衡。如果患者抱怨护士工作中存在的问题,不要急于为自己辩解,也不能失去耐心,更不能被患者的言辞或行为所激怒,应稳定自己的情绪,适度使用沉默的沟通技巧,以冷静的态度对待患者不冷静的行为,表现出最大限度的宽容和友善。如果是医疗服务出现问题,护士应主动真诚地向患者道歉,并在最短时间内化解矛盾,以缓和患者的情绪。如果患者可能做出过激行为时,应积极寻求科室人员、保安人员等的帮助,并站在离出口较近的地方,以保证自身安全。

(四)与哭泣患者的沟通

1. 哭泣患者的特点　哭泣一般表明悲伤和痛苦,内心难受。导致患者哭泣的原因有很多,如疾病带来的经济压力和痛苦、家属的不关心、因生病而耽误的工作等,大多数患者会采用独处、发泄、沉默等方式来表达自己的情绪。

2. 与哭泣患者的沟通技巧　哭泣是释放情绪的健康方式之一,因此当患者在哭泣时,护士不要急于去阻止,否则会让患者的情绪无法释放和表达,可能会导致其采用不健康的形式来发泄,如自虐、自杀、攻击他人等。在不影响患者和他人安全的情况下,允许其进行发泄,情绪得到缓解后,护士可以轻轻地安抚患者,认真倾听,了解其哭泣原因,对患者进行心理安慰。

(五)与烦躁患者的沟通

1. 烦躁患者的特点　烦躁患者一般具有广泛性的焦虑特征,总担心会有某种威胁或危机的到来,内心胆战心惊、惊恐不安等,有时会表现出搓手顿足、易激惹、对外界缺乏兴趣等,躯体也有一定的不适感。

2. 与烦躁患者的沟通技巧　烦躁患者情绪不稳定,有时语言粗俗、带有挑拨性,护士应以尊重、平和、诚恳以及坚定的态度对待患者,鼓励患者表达内在的焦虑,帮助患者寻找解决问题的方法。烦躁患者一般没有耐心听护士冗长的说理,这不仅无法达到沟通的目的,反而可能造成争辩,使患者不安甚至出现攻击行为。因此,护士应语气温和、语调平缓,直接回答患者的问题。当患者由于情绪的烦躁而出现大声喧嚷或破坏性行为时,在保证患者及周围人群安全的情况下,护士可以适当淡化,不要指责。当患者做出过激行为且提出无理要求时,护士要以诚恳的态度给予适当的限制或拒绝。

第五节　护生临床实习中的人际沟通

临床实习是护理教育的重要组成部分,是实现知识向能力转化的重要过程,也是培养护生成为合格护士的关键环节。实习期间,护生的人际沟通是护理教育的重要组成部分,也是护生职业训练的基本技能之一。护生在临床实习中会遇到很多在学校学习期间所不曾遇到的问题,各种复杂的人际关系往往会给护生带来较大的困难和压力,因此加强学习和训练临床实习中的沟通技巧非常重要。

一、实习前的准备

（一）知识与技能准备

为圆满完成实习阶段的学习和实践任务,护生在实习前应重温理论知识,强化护理操作技能,提高沟通意识和强化沟通能力,同时还应提升法律意识,强化无菌观念和自我安全防护意识,以更好地保护患者和自己,为临床实习打下坚实的基础。

（二）心理准备

从学校到医院,角色将从学生转变为实习生,学习地点从课堂转变为病房,护生的学习环境和工作环境发生了重大变化,护生在进入工作岗位前应做好角色转变的心理准备。在实习前应认清自我的优点,保持积极主动、热情自信的心态,消除恐惧不安、消极悲观的不良心态,以饱满的精神状态迎接临床实习任务。

（三）身体准备

护理工作繁杂琐碎,工作量大而繁重,工作时间长且不规律,其特殊的工作环境和工作特点决定了护士应具有健康的体魄、充沛的精力、良好的耐受力等。因此,护生在实习前应养成良好的饮食习惯,加强体能训练,保证充足的睡眠,为临床实习奠定坚实的身体基础,以保证能顺利完成实习。

（四）环境准备

临床实习环境是护生获得护理技能和树立护理专业责任感的场所。护生在实习前应了解实习医院的组织结构,熟悉医院门诊部和住院部各科室的环境设置和工作任务。同时还应了解医院的临床实习环境,以明确临床实习环境中相互作用和影响学习效果的所有因素。

（五）基本礼仪准备

护生在实习期间要继续保持尊师守纪的文明礼仪,尊重所有带教老师,尽快熟悉并遵守医院的各项规章制度,严格按照规章制度中的各项要求规范自身行为,认真完成各项工作。工作中的任何一个环节都是与人交往和沟通的过程,护生在实习前应不断强化学习待人接物的基本礼仪,注重自身仪容仪表,以期能在实习过程中提升自己的职业素养。

二、护生与医务人员的沟通

（一）护生与医务人员的沟通原则

1. 礼貌性原则　护生与医务人员的沟通中必须遵守礼貌性原则,尊重老师,谦虚求学,恰当称呼。

2. 规范性原则　护生与医务人员的沟通中应做到表达准确、语音清楚、语法规范、语调适宜、语速适当等,便于双方能正确理解彼此语言表达的含义,提高工作效率。

3. 真实性原则　护生与医务人员的沟通要以客观事实为依据,表达真实的情况,不能擅自加上自己的主观判断,导致对方理解错误。

4. 准确性原则　护生与医务人员沟通时应使用准确的概念和术语,做到表达清晰、不含糊,坚持实事求是,不夸大或扭曲事实。

5. 灵活性原则　人与人的沟通方式很多,应根据实际情况,灵活运用各种沟通技巧,这往往能起到事半功倍的效果。

6. 换位思考原则　沟通双方应学会尊重对方的需求和感受,不将自己的想法强加给对方,应换位思考,急对方之所急,想对方之所想,千方百计帮对方解决问题,建立起良好的人际关系。

（二）护生与带教老师的沟通

1. 尽快熟悉医院环境,适应角色转换　进入病房后,护生应着装整洁、精神饱满、佩戴胸牌,微笑着向老师问好,无论坐姿、站姿、行姿、操作等均应符合护士的行为规范,这样才能给带教老师留下良好的第一印象。主动与科室护士长、带教老师建立联系,尽早熟悉病房环境、科室规章制度、护理模式、病种、各班次情况,简单了解本科室的护理工作情况。同时,还应主动和带教老师一起制订科室的实习计划,以积极的心态投入临床工作。

2. 建立良好的师生关系,提高学习兴趣　护生刚刚进入临床实习,应强化自我的学习意识,虚心向带教老师请教,与带教老师多沟通,积极争取各种理论学习和实践锻炼机会,认真练习各项操作技能,踏实完成各岗位工作任务。遇到不懂的问题,要多看、多想、多问,切忌不懂装懂。

3. 正确面对工作中的挫折　大部分护生在实习过程中都会遇到各种困难或挫折,可以采用口头、网络交流工具等与带教老师沟通交流,倾吐自己的心声,在带教老师的帮助下及时调整心态和想法;学会处理各种复杂情况,正确对待工作中遇到的各种问题,加强对人生观、价值观的正确认识。如果工作有失误,应端正态度,虚心接受批评和建议,认真总结反思。

4. 克服思想麻痹,注重医疗安全　在实习后期,护生已基本掌握临床常规护理工作和基本护理操作技术,思想上容易麻痹松懈而导致差错事故的发生。护生应认真落实科室的各项规章制度,积极参加科室护理不良事件讨论,强化自己的安全意识、无菌观念与慎独精神。认真听从带教老师的安排,在带教老师的指导下,严格遵守操作规程,认真完成各项操作。

5. 合理安排实习与升学就业 在实习后期,护生面临着就业或升学的选择,心中充满疑惑和迷茫。此时,护生可向带教老师寻求帮助,咨询其建议,了解目前医院招聘要求、职业发展情况等,为自己的选择提供参考,以减轻心理压力。

(三)护生与医生的沟通

1. 尊重医生 护生应尊重所有医生,按照操作流程认真执行医嘱。如果发现医嘱有疑问,应及时与带教老师和医生沟通,确认无误后方可执行。在患者面前,护生和医生都应尽可能为对方树立威信,维护自尊,使患者对整个医疗护理过程充满信心。同时,还应主动向医生争取学习的机会,从医生的查房、与医生的交流中学到更多的知识,拓展自己的思维。

2. 角色定位准确 在临床实习中,护生和医生的关系既是医护关系,也是师生关系。护生的实习工作虽然是在护理带教老师的指导下进行的,但仍要认真主动配合医生工作,经常与医生交流沟通,把对患者的观察和处理建议或意见及时反馈给医生。在工作中,应积极主动配合带教老师执行医嘱,做好患者的身体和精神护理,运用语言和非语言沟通的技巧向患者解释医嘱的内容,取得患者的理解和配合。

(四)护生与护生的沟通

1. 换位思考,以礼相待 护生们是为了实现共同目标而聚到一起的团队,既是同学关系,又是同事关系。护生相处时,应把所有的护生都当作自己的同学和朋友,学会换位思考、将心比心。平时应做到以礼相待,以诚相待,不欺骗,不隐瞒,彼此包容,营造快乐和谐的学习氛围。

2. 互助互学,共同提高 一个科室往往有很多实习生,她们可能来自同一所学校,也可能来自不同的学校,学历层次也不同,但彼此相处时应相互尊重,相互学习,取长补短,分享有用信息和实践经验。遇到典型的病例,应共同分析讨论,经验教训要相互交流,使实习收到事半功倍的效果。平时还可以互相监督,共同学习,为后期的升学和考证做好知识储备。

3. 团队合作,共同受益 护生之间应具有团队协作精神,团结友爱,遇到困难相互帮助,相互协作,共同进步,最终获得最大的收益。

三、护生与患者及患者家属的沟通

(一)护生与患者的沟通

1. 尊重患者 护生应经常与患者做好沟通,了解患者的需求,尊重患者,根据患者的年龄和性别恰当地称呼对方,认真倾听患者的表述,不要急于打断或否定对方。在为患者进行某些操作时,应注意保护患者隐私。有关患者的病情,应做到保密,不可向任何人提起或相互议论。遇到问题,应及时向带教老师汇报,不可自作主张或隐瞒事实。护生在进入产房观摩分娩过程之前,带教老师应与孕产妇提前沟通,以保护其隐私。

2. 个性化沟通　护生应主动了解患者的感受,经常对患者进行个体化的健康教育。对于性格开朗、知识水平较高的患者,护生要耐心倾听他们的诉说,并适当予以回应,给予鼓励和关心。对于性格内向的患者,应以热情诚恳的态度主动与患者沟通,从他们最关心的问题谈起,耐心开导并鼓励患者说出自己内心真实的想法。与有对抗行为的患者沟通时,要懂得忍让、理解患者的痛苦心情,体谅患者的行为,避免发生争执,并耐心地开导和安慰患者,力所能及地帮助患者解决问题。

3. 应用多技巧沟通　护生在与患者的沟通过程中,应根据患者的情况采用不同的沟通方式。对自己的失误要及时道歉,对患者的进步应适时鼓励和表扬,善用体态语言,以提升沟通效果。在与患者沟通的过程中,适当使用触摸、微笑等非语言沟通技巧,以愉快积极的情绪感染患者,减轻患者的恐惧心理,更真实地了解患者的心理状态。

4. 重视人文关怀　护生除了为患者提供必需的护理服务之外,还要为患者提供精神的、情感的服务,以满足患者的身心健康需求,体现对患者身心健康的关爱。为患者提供任何操作前,必须采用通俗易懂的语言与患者沟通,做好解释工作,讲解注意事项,取得患者的理解和配合。

(二)护生与患者家属的沟通

1. 尊重患者家属　护生对所有的患者家属都应给予尊重,要热情接待,主动询问,给予帮助和指导,并嘱咐探视中的注意事项,这样会让患者亲属感到被尊重、被接纳,从而产生信赖感。

2. 耐心解答疑问　患者家属提出与患者有关的问题时,护生应根据自己掌握的知识,耐心地做好解释工作,消除患者家属的紧张、焦虑、恐惧等情绪,增加其对护生的信赖感,促进护患关系协调融洽。

3. 认真听取意见　患者家属出于对患者的关心,会认真观察患者的病情变化和关注医院的治疗和护理工作,对患者的需求也比较清楚。因此,患者家属会对护理工作提出一些合理的建议和意见,护生应认真倾听,如果提出的意见跟自己相关,应及时改正;如果提出的意见跟科室相关,应做好记录,将意见汇报给带教老师。

第六节　护理管理沟通

护理管理系统不是一个独立的系统,需要与各支持系统相互支持和配合。护理管理者、护理组织成员与有关部门应通过积极有效的沟通来保持密切关系,通过相互依存、相互支持、相互制约来建立良好的协作关系,高效地开展各项工作。

一、护理管理中的组织沟通

（一）组织沟通的定义

组织沟通是在护理活动中组织围绕既定的目标，通过各种通道有目的地交流信息、意见和情感。组织沟通是护理管理组织内部和外部沟通的有机整合，目的在于协调好组织内部和外部的各种关系，为组织发展创造良好的沟通环境。

（二）护理管理中组织沟通的要素

1. 信息源　信息源是指发出信息的人，也称发送者。信息源可以是护理管理组织中的任何一个人。

2. 编码　发送者将信息翻译成接收者能够理解的一系列符号，如语言、文字、图表、手势、操作等。

3. 传递信息　发送者通过各种途径或借助媒介将信息传递给接收者，如文件、网络工具、书信等。

4. 解码　接收者将获得的信息翻译成自己能够理解的形式。解码的过程包括接收、译码和理解三个环节。

5. 反馈　接收者将其理解的信息再返送回发送者，发送者对反馈信息加以核实和做出必要的修正。反馈的过程是信息沟通的逆过程，也包括了信息沟通过程的几个环节。

（三）护理管理中组织沟通的形式

1. 正式沟通　正式沟通是指通过组织明文规定的渠道进行的与工作相关的信息传递和交流。正式沟通与组织的结构息息相关。

正式沟通的优点是效果较好，比较严肃，有较强的约束力，易于保密，可以使信息沟通保持权威性。其缺点是由于依靠组织系统层层传递，速度较慢，比较刻板，不够灵活。因此，组织为顺利进行工作，必须依赖非正式沟通来补充正式沟通的不足。

2. 非正式沟通　非正式沟通是在正式沟通渠道之外的信息交流和传递。非正式沟通是以社会关系为基础的沟通方式，不受组织的监督，可以自由地选择沟通渠道，如朋友聚会、小道消息等。

非正式沟通的优点是沟通方便、内容广泛、方式灵活、速度快，而且由于在这种沟通中比较容易把真实的思想、情绪和动机表露出来，因而能获取一些正式沟通中难以获得的信息。其缺点是难以控制，传递的信息不确切，容易失真和被曲解。

（四）护理管理中组织沟通的作用

1. 联系与协调作用　沟通是职工之间、部门之间联系与协调的基本途径和方法，有效的沟通可使组织内部与外部各要素之间协调一致，形成一个有机的整体。

2. 激励作用　沟通是领导者激励下属、实现领导职能的基本途径。一方面，领导者必须通过沟通来了解职工的需求，建立良好关系；另一方面，通过有效沟通，可以让职工表达自己的看法和建议,最大限度地满足职工的需求,以激发他们工作的积极性和创造性。

3. 改善人际关系的作用　如果组织间、职工间能进行有效沟通交流,将有助于满足职工的心理需要,改善双方的人际关系,使职工有强烈的归属感和安全感。

4. 创新作用　有效的沟通能帮助管理者及时发现问题。在沟通过程中,职工积极参与,共同讨论,相互启发,管理者能从中获得宝贵建议和意见,往往能激发出新的创意和思路。

5. 控制作用　管理者能进行有效控制的前提是能够正确及时地获取相关信息,而有效的沟通是获取信息最好的方法,能为控制提供基本前提和改善控制的途径。

二、护理管理沟通形式

（一）上行沟通

1. 定义　上行沟通是指说话者采用各种形式向上级进行信息传递的过程,即自下而上的沟通。上行沟通目的是让管理者听取下属的意见、想法和建议,如科护士长与护理部主任之间的沟通。

2. 沟通技巧　说话者在跟管理者进行沟通前应注意选择沟通时机,必要时应提前约定沟通时间,以利于问题的解决。在进行沟通时,不能只关注自身利益,应从大局出发,从对上级部门和医院有益的角度出发。听取管理者的教诲时,态度应端正,认真反思总结。在给管理者做汇报时,内容应条理清楚,情况应尽量以数据的形式呈现,意思表达简明清晰。在给管理者提建议时,尽量提前思考出多种解决方案,便于管理者进行讨论和选择。

（二）下行沟通

1. 定义　下行沟通是指说话者以团体或组织中某个层次管理者身份向其下属部门的职工进行的信息传递,即自上而下的沟通,如病区护士长与护士之间的沟通。

2. 沟通技巧　管理者应主动询问和问候职工,认真倾听其心声,了解职工的需求,给予其工作、生活和心理上的指导和帮助。在平时的工作中,与职工的交流沟通应以鼓励表扬为主,对于综合表现优秀者,应给予提升和晋升的机会;如果需对职工的错误行为进行批评,管理者应控制自己的情绪,注意把握批评时机,选择合适的批评场合,注意自己的批评方式,不能使用带有侮辱性的言语,以免伤害职工的自尊心。如果管理者与职工间产生了误会和矛盾,应主动与其沟通协调,解决冲突,避免将不良情绪带入工作中。

（三）横向沟通

1. 定义　横向沟通是指信息在组织内部同级、同层次成员之间的传递,又称"平行沟通",如心内科护士与脑外科护士之间的沟通。

2. 沟通技巧　横向沟通大多发生在工作的求助上,信息发送者应提前理清自己的需求,凡事应以诚相待,以利于得到信息接收者的帮助和支持,便于共同解决问题、建立起良好的信任关系。

（四）斜向沟通

1. 定义　斜向沟通是指信息在不属于同一组织层次的单位和个人之间进行的沟通，如病房护士长和护生学校教师之间的沟通。

2. 沟通技巧　斜向沟通大多发生在工作的交流上，因双方可能平时交往较少或无交往，必要时可以让单位出具公函，通过正式途径来进行沟通。双方在沟通过程中应提前做好交流计划，有目的地进行沟通和学习，遇到不懂的问题应及时请教。

护理管理沟通技巧在第五章第二节已详细讲述，在此不再赘述。

> **本章小结**　本章学习的重点是护患关系的性质和特点、护患关系的基本模式、治疗性沟通的原则和步骤、护士与特殊患者的沟通技巧、护生与带教老师和患者的沟通技巧，难点是治疗性沟通的步骤、护士与特殊患者的沟通技巧、护生与患者的沟通技巧。在学习中注意与护理专业课相结合，注重在实践训练中加强锻炼，有效提高护理沟通能力，并能将所学知识运用于以后的实习工作中。

（聂旭艳　李　莉）

 思考与练习

1. 护患关系的基本模式有哪些？
2. 建立良好的护患关系对护士的要求有哪些？
3. 在护理工作中护士应如何处理与医生的关系？
4. 治疗性沟通的原则有哪些？
5. 护士应如何与哭泣的患者进行沟通？

第七章 │ 日常生活中的人际沟通

07章 数字内容

学习目标

1. 具有正确运用人际沟通知识和技能进行有效人际沟通的能力。
2. 掌握协调人际关系的方法和日常人际沟通的方式。
3. 熟悉电话沟通、登门拜访的技巧。
4. 了解网络沟通、求职面试的技巧。
5. 学会运用正确方法与不同类型的人进行沟通的技巧。

第一节 与不同对象之间的沟通

 工作情境与任务

导入情境：

护士："请把桌子上的东西收一下。"

患者家属："你们管的可真宽，放在桌子上有什么妨碍。"

护士："大姐，真不好意思，根据患者病情的需要，病房要保持整洁。您看，桌子上放这么多东西，影响美观，还不安全，要是不小心碰到多不好。"

患者家属："那你说我们该放哪，柜子那么小，也放不开呀。"

护士："您看这样行吗，这些暂时用不到的东西，我先帮您暂存到储藏室，等您回家的时候带回去行吗？"

患者家属："那多麻烦你呀。"

护士："我们不怕麻烦，房间的柜子确实小了点，您能理解就好。"

患者家属："能理解能理解，你们也不容易。"

工作任务：

1. 护士日常生活和工作中会与各种人进行沟通，请列出在日常生活中可能遇到的不同沟通对象，并写出与不同对象之间的沟通方法。

2. 同学们 2 人一组，分别扮演护士和各种不同对象进行沟通，将所用的沟通方法进行总结。

在日常生活中，我们需要与不同的对象进行沟通，只有运用恰当的沟通技巧，才能获得他人的理解、支持和帮助，从而提升我们的生活质量和工作效率。

一、与陌生人之间的沟通

人与人之间都是从陌生开始，经过交往后互相了解而成为朋友的，所以如何与陌生人沟通就成了人际交往必要的能力之一。

（一）沟通前准备

如果是事先已知道的会面，要想与陌生人顺利沟通，就要提前了解对方，如对方的职业、爱好兴趣等。了解越多，沟通越容易。同时，要选择得体的衣着，向对方透露内在的修养。选择合适的场合，营造良好的沟通氛围。如果是事先无法预料的会面，应迅速调整心理状态，积极主动地走向对方，寻找对方感兴趣的话题。

（二）沟通技巧

1. 第一印象很重要　第一印象是双方能否顺利开展沟通的关键环节。表情是决定印象好坏的最重要因素，自然、真诚的微笑能使对方放松心情，迅速进入沟通状态。见面时的举止要优雅、有礼节，与对方握手时应起立，以示尊重，然后做好自我介绍，并表达与对方初次见面的愉悦心情。交谈时要认真倾听，显得尊重对方。

2. 寻找共同话题　初次见面的开场白很重要，有利于消除彼此间的陌生感，帮助双方快速找到共同话题。常见的开场白可以是询问对方的家乡、毕业学校、工作等，以此打开话题。在交谈中应用心倾听，努力寻找双方的共同点与共同感兴趣的话题，以更好地深入开展沟通。

3. 灵活调整话题　与陌生人交流，要懂得制造话题，吸引对方加入谈话。在交谈中要学会仔细观察，当所谈话题并未得到对方的回应时，应根据对方的举止、谈吐、服饰等特点，及时找出对方的爱好和兴趣所在，投其所好，适当转换话题，并注意探索对方喜欢的沟通方式，灵活调整。

4. 不要涉及隐私话题　由于交谈对象是陌生人，因此谈话话题应该较为轻松，不要涉及对方的隐私，如薪资存款、婚姻状况等。如果在交谈中不可避免地涉及这些话题，应婉转提问，不可直接发问。

（三）沟通礼仪

1. 握手　握手是最常见的沟通礼仪，贯穿于人们交往、应酬的各个环节。

（1）握手的顺序：一般来说，主人、长辈、上司、女士应主动伸手，宾客、晚辈、下属、男士再相迎握手。

（2）握手的方法：惯例应用右手握手，握手的力度和时间要适中。握手时，年轻对年长者、资历低对资历高者、职务低对职务高者都应稍稍欠身相握，当要表示特别尊敬时，可用双手迎握。男士与女士握手时，宜轻轻握女士手指部位，切忌戴手套握手、交叉握手。手上有水或不干净时，应礼貌谢绝握手，同时应解释并致歉。

2. 招（挥）手　与人打招呼和迎送时常用到招（挥）手礼仪。招（挥）手的正确方法为：伸出右手，右臂伸直高举，掌心向对方，轻轻摆手。用于招（挥）手的手应为空手。

3. 鼓掌　正确的鼓掌姿势为：两臂抬起，手掌放在齐胸位置，张开左掌，用合拢的右手四指轻拍左掌中部，节奏要平稳，应跟随大众自然终止。鼓掌要热烈，但不可"忘形"，否则将成为喝倒彩、鼓倒掌。

4. 介绍　介绍是初次见面的陌生双方开始交往的起点，可分为两种：自我介绍和介绍别人。

（1）自我介绍：要自然大方、面带微笑看着对方，温和而清晰地说"您好"作为自我介绍的先导词，然后准确介绍自己的姓名和身份。自我介绍的内容力求简洁，总的介绍时间应以30s内为宜。

（2）介绍别人：应注意先后顺序，本着"受尊重的人应优先了解"的原则，先把男士介绍给女士，先把年轻的介绍给年长的，先把未婚女子介绍给已婚女士，先把家庭成员介绍给客人，先把职务低者介绍给职务高者。介绍时，要注意信息量适中，语言规范，有礼貌。

二、与领导之间的沟通

如果下属能跟领导进行有效沟通，建立并保持良好的上下级关系，对自己工作的顺利开展和事业的成功都具有重要的意义。

（一）沟通前准备

首先，要了解领导的习惯、性格、爱好和工作风格，投其所好，沟通的成功率会大大提高；其次，要事先了解领导的情绪状态，领导工作不繁忙、心情比较好时是沟通的好时机；必要时，根据沟通话题，与领导预约时间和场合沟通。

（二）沟通技巧

1. 尊重领导，讲究礼仪　作为下属，不论领导资历深浅，都应当尊重领导，服从领导安排，维护领导威信和自尊心。特别是在公开场合，即使与领导的意见不一致，也不能当面争论或顶撞。与领导交谈时，应注重礼仪，言谈举止要大方得体。当领导讲话时，要专心听讲，眼睛注视领导，表情真诚，并适时地点头表示认同与受教，必要时做记录。

2. 认真观察，谨言慎行　与领导沟通时，应认真观察领导的反应和肢体语言，若感觉领导对这个话题不愿意多交流，就要适时打住，另寻合适的时机与方式。由于领导事务繁忙，沟通时应简洁明了，直奔主题，注意措辞，将重要的事情放在最前面说，必要时可附纸质摘要。

3. 实事求是，不卑不亢　与领导沟通应采取不卑不亢的态度，不能低声下气、一味附和，该表示不同意见时，要大胆说出。只要是从工作出发、实事求是，领导一般是会考虑的。切记，不要谈论同事之间的矛盾和是非。

三、与下属之间的沟通

护士长要善于与下属沟通，这样才能充分调动下属的工作积极性。

（一）沟通前准备

在与下属沟通前，首先要了解对方的性格特征、思想情绪、工作及生活中的困难等，尽可能多为下属考虑，选择合适的沟通方式，以调动其工作积极性。沟通前，还应选择合适的场合与时间，方便深入展开交流。

（二）沟通技巧

1. 以人为本，平等交流　护士长布置工作时，应多用商量、交换意见的语气，让下属感受到被尊重，忌用命令、指责的语气。要多关心下属的身心健康，了解下属在生活、工作中遇到的困难，适时帮助、鼓励他们，使其安心工作。

2. 宽容大度，广开言路　护士长应合理运用宽容技巧，不要过多干涉下属工作。对下属的新观点、新思路应持开放态度，认真思考、听取来自他们的建设性或批评性的意见。在一些非原则性问题上多一点让步，会调动下属的内在动力。

3. 一视同仁，言而有信　护士长对待下属要一碗水端平，办事公道，不能厚此薄彼。对下属的承诺，只要是正确的，如果条件允许，就要兑现；如果无法办到，则应诚恳地向其说明原因。

4. 适时赞扬，巧妙批评　护士长要善于发现下属身上的闪光点，及时给予表扬与鼓励，赞扬应具体、有针对性，让下属在今后有努力的方向。发现下属犯错，对其批评要讲究艺术，选择合适的场合，言辞委婉地指出失误及解决的办法，不要伤害其自尊。

第二节　日常沟通方式

在日常生活中涉及的人际沟通形式是多样的，这里重点介绍四种。

一、电 话 沟 通

电话使人们的相互联系更为便捷,电话交谈是社会交往中常用的语言沟通形式。

（一）接电话的技巧

1. 及时接听,热情有礼　电话铃响应尽快去接,铃声响一两声,拿起电话先自报家门并问候"某某医院,某某科室,您好!"声音清晰,勿用生硬语言,语调要平和,态度要热情、谦和。

2. 及时应答,做好记录　接电话时要认真倾听,及时应答,使用恰当的用语,如"嗯""是的""行"等。对方谈话的重要内容,为确保无误,可做必要的重复,内容应简明扼要地记录下来,如时间、地点、联系事宜、需要解决的问题等。电话交谈完毕,应尽量让对方先结束对话,若确需自己结束,应解释、致歉。通话完毕,应等对方放下话筒后再放下电话,以示尊重。

 边学边练

120急救中心打电话通知医院急诊科,接到一位受伤男士,腹部被刀刺伤,患者10min后到达。值班护士接到电话后,马上向科主任汇报。

（二）打电话的技巧

1. 选择适当的时间和场合　一般不要在对方休息时间打电话,跨国电话应注意时差。公务电话最好避开下班的时间,不然可能得不到满意的答复,并且应尽量打到单位。如果确需往对方家里打电话时,应避开吃饭或睡觉时间。

2. 自报家门,文明有礼　电话打通后,要主动告诉对方自己的身份,以"您好"开头,必要时应询问对方是否方便,在对方方便情况下再开始交谈。电话用语应文明、礼貌,称呼要恰当,通话时间应控制在3min内。通话完毕,应说声"再见",然后轻轻放下电话。

3. 调整好情绪　接听电话前要调整好情绪,不要把不良情绪传递给对方。如果不良情绪一时难以改善,或正在思考重要问题,应告知对方:"我现在有点急事,改日再谈好吗?"这样既可解脱自己,也能取得对方谅解。

二、登 门 拜 访

登门拜访是指本人亲自或者委派他人到朋友住所、办公室去拜访某人的行为活动。登门拜访一般分为事务性、礼节性和私人访问三种。在拜访时应注意以下事项。

（一）基本礼仪原则

1. 有约在先，恪守约定　登门拜访前，要主动与对方取得联系，征得同意，避免对方产生厌烦情绪。如果有急事无法事先预约，见面后要致歉并说明原因。作为访问者，应遵守约定，准时到达，不宜随意变动时间。如果因故迟到或失约，要及时向对方致歉并诚恳说明。

2. 礼貌登门，举止文雅　拜访前注意衣着与仪容要得体。初次拜访，通常备小礼物，礼物应根据主人的情况而定，如有无老人、小孩或患者等。如果是常来往的人，一般不需要带礼物。重要的节日或特殊日子的约会，可带些有意义的小礼物。到达住所，应轻轻叩门或按门铃，待有人开门让行后方可进入。尽量不要在深夜拜访对方，如果不得已在休息时段拜访，见面时要表示真诚的歉意，并陈述原因。拜访过程要本着客随主便的原则，遵守对方的规矩。

3. 掌握时间，适时辞别　初次登门拜访的时间应不超过 30min，最多不超过 1h。当访问目的实现后，见主人有些倦乏，或还有其他客人在场，宜适时告辞。如果主人留你吃饭，应酌情而定。如果主人站起送行，不宜停步再交谈，果断辞行，并向其他客人道别。

（二）不同场合拜访的注意事项

1. 去住所拜访　首先应先敲门或按门铃，待有回音或主人前来开门时，方可进入。如果开门的人你不认识，应先问："×××在家吗？"得到对方准许后，方可进门。如果走错了门，应说声"对不起""不好意思"等表示歉意的语言。见面后彼此介绍时，拜访者应微笑着向对方握手问好或点头致意，一般按照长幼有序的常规称呼，不太熟悉的，可递上名片或先自我介绍。如果带有礼物，则在进门时将其献给主人，待主人说"请坐"后，在指定的位置坐下并应说"谢谢"。要起身双手迎接主人的茶饮，慢慢小口品尝，并诚挚道谢。与主人交谈时，不要随意插话和打断对方讲话。不要在屋里来回走动、做出到处窥探的动作，不乱翻主人家的东西。

2. 去办公室拜访　拜访前要预约，并准时到访。进入办公室前，无论门是开或关着，都应先敲门，允许后方可进入。如果进门前门是关着的，进去后应轻轻把门关上。如果是初次见面，应向对方问候，包括在场的每一位，并做自我介绍。双方寒暄、对方让座后，方可大方稳重地坐定，尽量不要坐在其他办公人员的位置上，以免影响他人办公。拜访时间应控制在 10min 左右，最多不要超过 30min。在办公室会见一般不宜携带礼品。

3. 来访接待　在日常生活和工作中，经常要接待许多来访者，应热情接待，周到待客，做好准备工作，如清洁环境、准备茶点等。客人告辞时，要礼貌送客。在接待时，根据来访者的心态、来访意图灵活答复和处理。面对带着问题和矛盾而来的来访者，要做到有礼有节。交谈时要准确用词，答复要求时要注意掌握分寸，以免情况变化而被动。面对冲动型来访者，应以柔克刚，先让座，倒杯茶，让对方冷静下来，然后再进行交谈和答复问题。要尽量避免矛盾激化，更不能拒之门外；面对纠缠型来访者，话可以说得随和一点，但态度要明确，前后口径要一致，不要让对方找到无理纠缠的借口，使自己无法解脱。

三、网 络 沟 通

网络沟通是以交流思想和表达情感为目的,借助网络上的文字、符号、视频等载体实现远距离、跨地域的沟通,是非面对面的沟通形式。网络沟通包括网上聊天、电子邮件、网络电话、网络传真、网络新闻发布、即时通信等形式,具有通信及时、虚拟、广泛、间接、资源共享等特点,扩大了人们的交往范围,拓展了求知空间。但是网络也具有隐蔽性,存在着信息沟通失真的现象,要防止网络诈骗行为。

网络沟通要注意以下问题:掌握网络基本操作技术是实现广泛联系他人的前提条件;恰当使用网络语言,使用文明礼貌用语;不过度泄露自己的隐私和个人信息,也不打听别人的隐私,互相尊重,遵守道德;对方留言要及时回复,但也要掌握时段,不打扰别人休息;遵纪守法,不传播虚假、淫秽信息。

 知识拓展

远程会诊

远程会诊是利用网站、电话、电子邮件、传真、网上聊天等现代化通信工具,在患者足不出户的情况下为患者完成病情诊断、制订科学的治疗方案的新型就诊方式。一方面,远程会诊为老百姓看病提供了方便,提高了诊断准确率,免除了患者长途奔波、挂号排队的劳碌之苦,为患者节省了时间和费用;另一方面,有力地推动了传统治疗方式的改革和进步,为医疗走向区域扩大化、服务国际化提供了有利的条件和坚实的基础,也为规范医疗市场、完善医疗服务体系、评价医疗质量标准、交流医疗服务经验提供了新的准则和工具。会诊时间一般为 30min,其中 5～10min 是专家与患方的沟通时间。会诊语言要求使用普通话,表达要准确、精练,语速不能太快。

四、求 职 面 试

 读一读

《"健康中国 2030"规划纲要》提到,到 2030 年每千常住人口注册护士数达到 4.7 人,这意味着还有至少近 200 万名护士的缺口。这为学习护理专业的学生提供了广阔的就业空间。

随着我国向老龄化社会转变,将来从事老年医学的人才必将走俏,保健医师、家庭护士也将成为热门人才。另外,专门为个人服务的护理人员的需求量也将增大。

目前,国内很多大中城市的医院都设有涉外门诊,而一些合资医院、外资独资医院更是如雨后春笋般扎根北京、上海等地。因此,如果护理学人才在具备护理学、护理人际沟通、护理礼仪等专业知识外,还能具备一定的外语能力,那么就业选择将更为宽广。

面试是用人单位当面观察求职者,考核其知识面、个人修养、职业能力、言谈举止的重要方式。面试是一个双向选择过程,双方能否有效沟通决定了求职的成功与否。求职面试的技巧如下。

(一)服饰得体,符合身份

穿着打扮反映一个人的处世态度和文化修养,在求职面试时发挥着重要的作用。面试时一定要衣着得体,符合学生身份,给人留下良好的第一印象。切忌追求时髦,穿奇装异服,佩戴与工作毫不相干的珠宝首饰;也不宜在面试时穿 T 恤、牛仔裤、运动鞋等而显得太随便。

 知识拓展

面试服饰礼仪

男生:

1. 西装　应选购整套的两件式的西装,颜色以主流颜色为主,如灰色或深蓝色,适合在各种场合穿着。在档次上应符合学生身份,不必多花钱买高级名牌西服。

2. 衬衫　衬衫以白色或浅色为主,比较好选配领带和西裤。面试前应熨烫平整。

3. 皮鞋　皮鞋以黑色为宜,面试前要擦亮,不是越贵越好,舒适大方为佳。

4. 领带　领带要与西服颜色相配,要平整整洁。

5. 袜子　西装革履时,袜子必须是深灰色、黑色等深色。

6. 头发　最好在面试三天前理发,这样显得自然,在面试前一天要梳洗干净。

女生:

1. 套装　针对不同的用人单位,选择合适、正规的套装,颜色、样式要适合自己的特点,显得庄重俏丽。

2. 化妆　可以适当地化淡妆,但不能浓妆艳抹,要符合学生的形象和身份。

3. 皮鞋　鞋跟不宜过高,样式不宜过于前卫,夏日最好不要穿露脚趾的凉鞋,丝袜以肤色为好。

(二)遵守时间,宁早勿迟

面试时应遵守时间,最好能提前 10min 到达。无论在什么情况下都不能让考官等待。在面试过程中,应适当控制时间,有话则长,无话则短,以免引起对方的不悦。

（三）言行得体，沉着应答

面试时，应先轻轻敲门，进门后应注意礼节，向考官鞠躬行礼并问"老师好"，然后站立等候。表情要自然大方，面带微笑，友善地望着考官的眼睛。主考人员示意坐下时应道谢。落座后，身子一般占座位的 2/3，姿态端正、稳重。有问必答，条理清晰。自我介绍时要有逻辑性，可以按照求学经历、所具备的能力和优势等方面组织内容。如果提出的问题有一定难度，千万不要慌张，应沉稳应对，可以说："对不起，请老师再说一遍。"以争取有更多的时间思索。面试完毕，应起立横移至座椅的旁边，并向主考人员礼貌致谢，后退两步再转身离开，出门后轻轻关上房门。

（四）注意细节，树立形象

当今社会起用人才的标准：第一品德，第二能力，第三文凭。一个人的道德品行随时都会通过一些不经意的细节表现出来，考官往往更注重观察这些细节。细节决定成败，所以一定要多留心细节，树立好自身形象，这是求职的关键。

（五）充满自信，表现自我

自信能使面试方认为你有能力胜任工作。人的才能需要表现，才会为他人所知。在面试时，要在有限的时间内大胆主动地展示自己的聪明才智，从而抓住机遇。

（六）战胜自我，挑战失败

在面试时，许多面试者会感到紧张，此时可做深呼吸，放松心情，做好心理调整，相信并暗示自己能行，然后沉着应对。即使结果不尽如人意，也要做好最后的结束工作。一个有智慧的应试者，既要知道如何开头，更应明白如何结束，往往出乎意料的表现也许会出现转机。

> **本章小结**　本章的学习重点是学会运用正确方法与不同类型的人进行沟通的技巧，难点是面试求职技巧。在日常生活中与不同类型的人相处，应采取不同的方法；在日常沟通的不同情境和方式中也应采取不同的方法，尤其是掌握求职面试的技巧对我们意义更大。希望同学们结合自己的实际情况，认真学习沟通技巧并应用到日常生活中去，不断提高人际沟通能力。

（胡秀英　聂旭艳）

思考与练习

1. 与陌生人沟通前要做好哪些准备工作？
2. 与领导沟通的技巧是什么？
3. 登门拜访要遵循哪些基本礼仪原则？
4. 求职面试的技巧有哪些？

实 训 指 导

实训 1　护士交谈能力训练

【实训内容】　护患语言交谈技巧训练。

【实训目的】

1. 具有良好的交谈能力和职业素养。

2. 掌握交谈的策略技巧。

3. 学会正确运用交谈策略技巧进行有效的沟通,达到护理目的。

【实训准备】

1. 环境准备　在模拟病房进行。

2. 护生准备

(1) 护生应衣帽整齐,着装整洁,符合护士行为规范要求。

(2) 复习有关交谈的技巧。

(3) 角色扮演:课前分组,每组按案例编排角色,根据情境准备交谈内容。

3. 案例资料　患者,男性,21 岁,短跑运动员,成绩很好,在一次比赛中突然摔倒,导致小腿胫骨骨折。今天医生给他的腿进行小夹板固定,在操作过程中患者的情绪一直很低落,总是挑医生的毛病,不是说弄疼这儿,就是弄疼那儿。"怎么搞的,弄得我这么疼……"小夹板固定后,护士走进病房与患者交谈了起来。"您好,我是你的责任护士,我们谈谈好吗?"患者瞥了护士一眼,说:"你就是我的责任护士呀,我以为没人管我呢。"护士说:"怎么会呢,我知道你心情很不好,咱们年龄相仿,有什么烦恼对我说说行吗?"

【实训方法】

1. 角色扮演,分组训练(实训表 1-1)。

2. 案例讨论,共享交流(实训表 1-2)。

3. 考核评价,集体点评(实训表 1-3)。

【实训结果】

实训表 1-1　护患交谈案例及评价表

交谈案例	评价
患者(大声地):你说,你们医院水平到底行不行,我这腿还有治没治了,不行我赶紧转院!	由于担心运动生涯中止,患者的心情极为不好,所以表现得很不理智,挑毛病、大声发火。
护士(面带微笑):我知道您很着急,而且我很理解您,您的短跑成绩那么好,现在突然骨折,换上谁都受不了。医生说您的X线片子上的胫骨只是稍微有点线性裂纹,愈合后不会影响短跑的。	护士很镇静,而且按照事先准备的谈话内容帮助患者分析骨折的情况。在展开交谈的主题时,护士灵活地运用阐述交谈方法,将骨折的一些知识介绍给患者。
患者:得了吧,你不用骗我,都骨折了还能不影响短跑,三岁小孩才相信你!	交谈继续深入下去,经过进一步的分析,患者的情绪终于平静下来。
护士(仍微笑):听我说,骨折分好几种类型,您是最轻的一种。您看,小腿部皮肤是完整的,而且骨头没有移位,治疗一段时间就会好的。	
患者(平静了许多):你说得好像有些道理,照你说的,我真的还可以重返运动场,那样就太好了。	
护士:会的,但您一定要配合治疗,而且要进行功能锻炼,我还想看您拿冠军呢。	
患者(笑了):我最好的成绩是亚军,腿好了之后我要争取拿一个冠军。	
护士:好了,您休息一会儿吧,不要再想那么多了,我走了。 患者:谢谢你,护士,有空常来跟我聊聊。	护士恰到好处地结束了与患者的交谈。 交谈过程中,护士注意到了自己的态度,既温和又自然,而且还很有礼貌,所以赢得了患者的信任。 交谈的双方都感到心情愉快,尤其是患者,特别想与护士再次交谈。这是成功交谈的最佳结果。

实训表 1-2　护患交谈案例分析表

患者	护士
一位年轻的短跑运动员,骨折可能会导致他的短跑梦想破灭,所以,他的情绪非常低落,而且表现得十分烦躁,对医生百般挑剔,对护士也没有好态度。	与他进行交谈,要做好充分的准备,包括交谈的启动方式、切入主题展开交谈以至于结束交谈,都要经过精心安排。并且护士要灵活地运用交谈策略,入情入理地帮助患者分析病情,开导患者,才可能使患者心情逐渐好起来,最终双方愉快地结束交谈。

　　说明:本案例主要是对交谈过程的训练,即启动阶段、转入正题、结束交谈。

评价内容	得分			
1 恰当地进行自我介绍	4	3	2	1
2 恰当而有礼貌地称呼对方	4	3	2	1
3 能运用微笑以助沟通	4	3	2	1
4 能运用表情和眼神以助沟通	4	3	2	1
5 在与患者交谈前能调整自己的情绪,保持镇静	4	3	2	1
6 能运用倾听技巧	4	3	2	1
7 能运用核实(重复、澄清)技巧	4	3	2	1
8 能运用提问技巧	4	3	2	1
9 能运用阐释技巧	4	3	2	1
10 能运用申辩技巧	4	3	2	1
11 能运用沉默技巧	4	3	2	1
12 鼓励对方提问和对自己的工作提出反馈意见	4	3	2	1
13 乐意接受对方积极的反馈意见	4	3	2	1
14 交谈沟通时尊重对方隐私	4	3	2	1
15 能对自己缺点和不周之处表示歉意	4	3	2	1
16 能恰当地运用触摸技巧以助沟通	4	3	2	1
17 注重衣着修饰,符合专业化标准	4	3	2	1
18 乐于为患者、家属、同事提供帮助	4	3	2	1
19 善于反思自己,提醒自己要不断学习	4	3	2	1
20 能对专业性正式交谈做好完整记录	4	3	2	1

说明:每条标准后面的"4、3、2、1"为等级分,"4"为优秀、"3"为良好、"2"为合格、"1"为不合格。可根据自己的实际情况在合适的等级分上打"√"。最后将每项得分相加,即可得出自我表现评价的总得分。35 分及以下者为不及格,应努力提高;36~60 分者为及格,但水平一般;61~70 分者为良好;71~80 分为优秀,表示交谈能力较强。

(苏 慧 张盈利)

实训 2 护士非语言沟通能力训练

【实训内容】 模拟面试情境。

【实训目的】

1. 提升非语言沟通的意识。

2. 学会使用非语言沟通。

3. 知道非语言沟通的原则和禁忌。

【实训准备】

1. 用物准备　记录纸、笔。

2. 环境准备　教室桌椅摆放成圆桌面试场景,圆桌外放置两套桌椅,其余桌椅摆放到教室外面。

3. 学生准备

（1）复习非语言沟通形式、原则及禁忌内容。

（2）作为求职者,如何灵活运用非语言沟通形式。

（3）作为面试官,如何恰当利用非语言沟通形式。

【实训方法】　角色扮演法、情境模拟法、案例讨论法。

【实训过程】

1. 分组及分配角色　12位同学自由组合为一组,其中5位同学为面试官,5位同学为求职者,2位同学为观察者。

2. 情境模拟　面试官及观察者入座,求职者依次进来面试,模拟面试的流程为:进入面试场地、简单做自我介绍、回答面试官的2个问题、离开面试场地。

3. 角色互换　所有的求职者模拟面试结束后,求职者和面试官互换角色,重新进行模拟面试体验。

4. 讨论

（1）在模拟面试体验中,作为面试官和求职者,你分别运用了哪些非语言沟通形式?

（2）在模拟面试体验中,作为观察者,你留意到了哪些非语言沟通形式?

（3）案例分析及讨论

案例:一位中职学校的护理专业学生,应聘一个医院的护士岗位时身着大红色露膝连衣裙、一双网球鞋、色彩鲜艳的袜子。该生希望通过这样的穿着向面试官传递一个热情、活泼的个人形象。为了显示对本次面试的重视,该生化了浓浓的舞台妆,口红、眼影、眼线、美瞳、腮红等方方面面妆饰用心良苦。该生面试时展现出较强的专业能力,可最后没有被录用。

讨论:该生在衣着和妆饰方面有哪些问题? 请设计符合护士职业特征的应聘形象。

【实训小结】　通过实践,让学生意识到非语言沟通的重要性,调动起学生运用非语言沟通形式展现自身良好形象的热情。在讨论和分享中明确了非语言沟通的原则和禁忌,对未来护理工作中通过恰当运用非语言沟通提升沟通的整体效果可以起到很好的促进作用。

（张盈利　苏　慧）

实训 3　沟通技巧训练

【实训内容】　劝服技巧、冲突处理。

【实训目的】　通过角色扮演,熟练掌握沟通技巧在护理工作中的运用。

【实训准备】

1. 用物准备

（1）场地:模拟病房(病床、床头桌、床旁椅)。

（2）道具:护理病案。

2. 环境准备　整洁、安静,光线良好,温度适宜。

3. 学生准备

（1）着护士工作装，衣帽整洁，举止得体。

（2）熟悉本节课练习的内容、要求和目的。

4. 案例准备

【方法与过程】

1. 教师先对案例内容进行分析讲解，学生分为2～3人一组。

2. 学生依序表演，表演结束后教师和观看学生对各角色进行评议。

3. 角色分配　护士、患者、患者家属。

4. 实践场景

实践场景一　劝服

护士查房时看见患者一副闷闷不乐的样子，于是就上前询问。

护士："您怎么不开心啦?"

患者："护士，你来得正好，我想马上出院，不治了。"

护士："为什么呀?"

患者："我这个病是治不好的，别浪费钱了。"

护士："您怎么能这么想呢? 您这种病例我们以前碰到过，只要手术时切除彻底，是可以痊愈的。您怎么这么没信心呢?"

患者："医生说要拿掉我的眼睛，没有了眼睛我还活着干什么啊?"

护士："您这样想就错了。您看，旁边的张阿婆两只眼睛视力都不好，可是她过得不是挺好的嘛? 现在医生拿掉您的右眼，那左眼不是还在吗，最重要的是您的心态，比起那些不幸的人，您要多往好处想想。"

患者："但是我就是接受不了只剩下一只眼睛。"

护士："您的心情我们都能理解，但是既然生了这个病，我们就要学会去接受，对不对? 逃避是解决不了问题的，您看看您的女儿才10岁，长得又漂亮又可爱，您怎么忍心让她以后没有妈妈呢? 而且您是完全有机会治好的啊!"

患者："真的吗?"

护士："嗯，不信我哪天带您去看看，正好我有一位出院病友的电话，他曾经也是装过义眼的，您可以多了解一些这方面的情况。"

患者："那太好了，太谢谢你了。"

护士："没关系，您还这么年轻，又有一个幸福的家庭，您的爱人和孩子都很需要您。因为您一直拒绝手术，您的爱人已经两天没合眼了。他们都在为您着急啊，其实他们看中的是您的健康，并不是您的外表，您说呢?"

患者："我知道你们都是为我好，听你这么一说，我才发现自己太自私了，只想到了自己。谢谢你啊王护士，我知道该怎么做了。"

护士："这样才对嘛，这样我们就放心了。"

患者："你们医院的医生护士都太好了。"

护士："别客气，这是我们应该做的。那您休息一下，我请医生马上联系您手术的事情。"

患者："好的，麻烦你了。"

护士:"没事,再见!"

患者:"再见!"

实践场景二　冲突处理

患者躺在病床上输液,输液过程中针头处回了血。患者家属向护士询问情况。

患者家属:"你们怎么可以这样,我们液体滴完已经好久了,你们怎么不来换,现在针头的地方都出血了。"

护士仔细观察了患者输液的针头处,并妥善处理了回血情况。

护士:"对不起,刚刚有手术患者回病房了,我们忙于接手术患者,没能及时过来,请您原谅。"

患者家属:"你看针头处都回血了,这么长时间肯定不能用了,难道要我妻子再挨一针?"

护士:"针头处回了点血,希望您不要紧张,时间短是不会凝住的,不会影响患者的输液效果,您看现在不是滴得挺好的嘛。"

患者家属:"不好意思,我妻子做了这么大的手术,我们难免有点紧张,可能说话口气有点不好。"

护士:"没关系。确实是我们的工作做得不到位,给您带来了困扰,我们万分抱歉和你们的心情是一样的,也希望早日康复。谢谢您的理解和配合!"

实践场景三　学生自行设计沟通情景

学生根据以下给定情景自行设计沟通技巧,进行沟通技巧运用训练:

1. 同学互写赞美卡片。学会赞美,体验赞美。

2. 设计情景,如同学邀约上网吧、逃课时拒绝对方。练习拒绝技巧。

【实训小结】　同学们通过角色模拟表演训练,学会运用沟通技巧。模拟表演结束,教师点评、同学互评,进一步强化学习效果。

(岳卫红　李　莉)

实训4　护理工作中的人际沟通(一)

【实训内容】　护患关系的发展过程——初始期。

【实训目的】

1. 热情接待患者,帮助其尽快熟悉环境。

2. 掌握护患之间的沟通技巧,满足患者的需要。

【实训准备】

1. 用物准备

(1)场地:模拟护士站、模拟病房。

(2)道具:护理评估单、体温表、血压计。

2. 环境准备　安静、整洁,光线良好,温湿度适宜。

3. 学生准备

(1)着护士工作装,衣帽整洁,举止得体。

(2)熟悉本节课练习的内容、要求和目的。

4. 案例准备　患者,女性,65岁,因风湿性关节炎住院治疗。护士小张作为责任护士对其进行入院护理。

【方法与过程】

1. 教师对案例内容进行分析讲解,将学生分成若干小组,每组 4~5 人(1 人为组长)。

2. 各组学生根据情景需要设置角色,由组长负责组织讨论、情景编排、布置场景、准备用物,进行情景模拟。

3. 每组完成实训后,指派一名组员代表,对本组实训情况做总结发言,然后请其他组同学对本组表现进行评价,最后教师点评、总结。

4. 角色分配　护士、患者李某、患者王某。

5. 实训场景

护士:"李女士,您好!我是您的责任护士,姓张(用手指着自己的胸牌),以后叫我小张就可以。我先送您去病房吧。"

患者:"好的。"

护士:"大家好,我向大家介绍一位新病友,她叫李某。您旁边的这位叫王某,靠里面床的大姐叫孙某,大家都认识一下,希望以后相互关照。(面向李某)这是您的床位,您先换好病号服,我帮您测量体温和血压。"

患者:"谢谢!"

护士:"您的体温正常,您的主治医生是王主任,他一会过来看您。"

患者:"我的主治医生姓王,好的。"

护士:"这是您第一次住院,我给您介绍一下入院须知。(介绍病区环境、探视制度、陪护制度、呼叫器的使用等)您还有什么不明白的吗?"

患者:"基本上都清楚了,谢谢你张护士。"

护士:"那您先休息一会,我在护士站,您有事可以用呼叫器找我。"

患者:"好的,麻烦你了。"

【实训小结】　护士与患者的初次见面是护患关系的开始阶段。护士面带微笑,用自然和谐的语调热情接待,向患者做好宣教,满足患者安全舒适的需要,消除患者的陌生感,使患者产生信任感和安全感,从而能积极配合检查和治疗,为建立良好的护患关系奠定了基础。

(李　莉　聂旭艳)

实训 5　护理工作中的人际沟通(二)

【实训内容】　护患关系——护士为患者做健康教育。

【实训目的】

1. 通过角色扮演,体验护理工作中护患关系沟通的过程。

2. 能够灵活、正确运用沟通技巧。

【实训准备】

1. 用物准备

(1) 场地:模拟病房。

(2) 道具:病历本、记录本、笔。

2. 环境准备　安静、整洁,光线良好,温湿度适宜。

3. 学生准备

（1）着护士工作装，衣帽整洁，举止得体。

（2）熟悉本节课练习的内容、要求和目的。

4. 案例准备　患者，女性，48岁，因出现口干、疲乏无力、夜尿多、多饮、消瘦等症状来院就诊，确诊为糖尿病。近1个月来口干、乏力明显，空腹及餐后2h血糖明显增高而入院。经过1周的治疗，血糖基本控制在正常水平。患者缺乏相关护理知识，担心回家后血糖继续升高，护士立即给予帮助和指导。

【方法与过程】

1. 教师对案例内容进行分析讲解，将学生分成若干小组，每组4～5人（1人为组长）。

2. 各组学生根据情景需要设置角色，由组长负责组织讨论、情景编排、布置场景、准备用物，进行情景模拟。

3. 每组完成实训后，指派一名组员代表，对本组实训情况做总结发言，然后请其他组同学对本组表现进行评价，最后教师点评、总结。

4. 角色分配　护士、患者。

5. 实践场景

护士："您好！今天气色很好，医生说您明天出院。"

患者："是啊，可是我担心回家后血糖控制不好。（面带忧色）我听说糖尿病是终身疾病，需要长时间治疗，你们给我讲讲饮食控制，可是我还是不知该怎么办。"

护士："您体形偏胖，关键是控制体重，平时少吃馒头、大米、含糖分多的水果，多吃粗粮、蔬菜。如果控制得好，血糖就容易维持在正常水平。一会儿我给您拟定一份饮食计划，再给您一份糖尿病膳食搭配资料，您回去按上面的要求做，应该没问题的。"

患者："这样我是不是一点水果也不能吃啦。"

护士："苹果、芒果、西瓜等含糖量较高，要少吃，每次吃一两片解解馋。"

患者："那你一会儿把资料给我，我先看看，有不懂的还请你给我多讲讲。"

护士："好的，那上面有很多知识，您回家后都用得着，我这就去给您拿资料。"

患者："太谢谢你啦！"

护士："不客气，一会见。"

【实训小结】　患者经过一段时间的治疗，血糖维持在正常水平，出院前护士应根据患者的具体情况给予出院指导，目的是巩固住院治疗及住院期间护理健康教育的效果，进一步促进健康。该案例中，护士根据患者的需要为其进行健康宣教，通过循序渐进、积极、详细的解释，配以相关的书籍和健康教育，教会患者进行有效的自我护理。

（李　莉　聂旭艳）

实训6　治疗性沟通能力训练

【实训内容】　高血压患者的入院宣教。

【实训目的】　通过角色扮演，熟练掌握治疗性沟通的方法和步骤。

【实训准备】

1. 用物准备

（1）场地：模拟病房（病床、床旁桌、床旁椅）。

（2）道具：护理评估单、笔。

2. 环境准备　整洁、安静，光线良好，温湿度适宜。

3. 学生准备

（1）护士着工作服，衣帽干净整洁，举止得体。

（2）熟悉本节课练习的内容、要求和目的。

4. 案例准备　患者，女性，65 岁，昨天突然在家晕倒，被家属发现后立即送往医院就诊，门诊医生诊断为原发性高血压，收入住院部进行治疗。患者入院后，护士热情接待了她，通知医生来诊查患者，建立了住院病历并填写了相关表格，目前准备为其进行入院宣教。

【方法与过程】

1. 教师对案例内容进行分析讲解，将学生分成若干实践组和评议组，每组 4~6 人。

2. 实践组分角色扮演案例中的场景，评议组进行评议。

3. 实践组和评议组互换角色，原评议组进行角色扮演，原实践组进行评议。

4. 角色分配　患者、护士、患者家属。

5. 实践场景

护士："您好，我是您的责任护士，您叫我小王就可以了，从今天开始将由我来为您服务。"

患者："好的，辛苦你了！"

护生："在您住院期间，您有任何疑问和需要，都可以与我沟通，我会认真解答您的疑问，尽力满足您的需要。"

患者："好的，谢谢！"

护士："我们科室在第一住院部的 5 楼，病房的左手边走到头就是打开水的地方，您如果自己不方便，可以让家属或我帮助您。医生办公室在护士站的旁边。我们科室晚上九点会让大家开始准备睡觉，早上 7 点一般会有护士来查房。"

患者："我想回家去住，每天 7 点准时来医院接受治疗，可以吗？"

护士："这样不行，因为您的病情还没得到控制，如果有任何不舒服的情况，医生和护士可以随时过来进行治疗，以保证您的生命安全。如果住院期间您需要外出并离开病房，需要跟你的主管医生请假。"

患者："那我的主管医生是谁？"

护士："您的主管医生是张医生，他临床经验丰富，对待患者也非常有耐心，患者都很喜欢他。"

患者："那他怎么还没有来给我看病？"

护士："不好意思，张医生正在给另一位患者做治疗，他治疗完后马上过来，他让我先来了解您的情况，解答您的疑问。"

患者："好。"

护士："刚刚入院时给您测得血压为 184/100mmHg，已经属于 3 级高血压了。请问你的家人有高血压史吗？"

患者："我父母都有高血压。"

护士："高血压发病的原因很多,其中遗传和环境是重要的两个方面,那你平时吃降压药吗?"

患者："一直在吃,最近一段时间外孙生病不舒服,就没有按时吃或忘记吃,睡眠时间不够,睡眠质量不高,所以血压就高了。"

护士："您的分析非常对,看来您对高血压还是有一定程度的了解。那么你在住院期间,您要遵照医嘱,配合治疗,我们争取将血压控制好,可以吗?"

患者："好的。"

护士："虽然你一直在服用降压药,但是还是要合理饮食、坚持运动、注意休息和保持心情愉悦。目前因为你血压较高,应先卧床休息,按时服用降压药。"

患者家属："患者特别喜欢吃咸菜,刚刚还让我回家多拿一些过来,她可以吃吗?"

护士："最好不要吃了,咸菜味道偏咸,尽量吃脂肪含量低、盐少、胆固醇含量低、维生素高、又容易消化的食物,如白萝卜、青菜、芹菜等,少吃油炸食品,少吃或不吃动物油脂,盐每日应控制在 6g 以内,禁食腌制食品,如咸菜、香肠、皮蛋等。"

患者："好的,我知道了,谢谢你!"

护士："不用谢,这是我应该做的。张医生估计要来了,今天我们就先谈到这里,如果您有任何问题,我都非常愿意为你解答,感谢您的信任和配合,下次交谈时间我们是现在大体确定一个时间段还是后面再说呢?"

患者："后面再说吧,我现在也有点头晕和疲倦,想休息一下,等待医生的到来。"

护士："好的,再见!"

【实训小结】 护士在交谈开始阶段有礼貌地称呼患者,主动介绍自己的姓名、职责、医院的环境、规章制度和患者的主治医生,拉近了与患者的距离,给患者留下较好的第一印象,为后面的交谈做好铺垫。在交谈过程中应认真了解患者的一般情况和疾病情况,针对患者和家属提出的问题给予及时的回答。选择恰当的时机结束本次交谈,对患者表示感谢,跟患者商量下次交谈时间。

(聂旭艳　李　莉)

实训 7　人际沟通在临床实习中的应用训练

【实训内容】 护生与患者的沟通。

【实训目的】 通过角色扮演,熟练掌握护生与患者的沟通技巧。

【实训准备】

1. 用物准备

(1)场地:模拟病房(病床、床旁桌、床旁椅)。

(2)道具:一次性导尿包、模拟人、无菌 0.9% 氯化钠 10～20ml,橡胶圈和安全别针各 1 个,一次性尿垫、大浴巾、屏风等。

2. 环境准备　整洁、安静,光线良好,温湿度适宜。

3. 学生准备

(1)护士着工作服,衣帽干净整洁,举止得体。

(2)熟悉本节课练习的内容、要求和目的。

4. 案例准备　患者,女性,44 岁,单位组织体检时查出患有子宫肌瘤,入院后于今日上午 10 点进行手术,术前需做留置导尿术。患者紧张不安,情绪低落。在带教老师的陪同下,实习护士进入病房,准备对患者实施操作。

【方法与过程】

1. 教师对案例内容进行分析讲解,将学生分成若干小组,每组4~6人。

2. 以小组为单位,分角色扮演案例中的场景。

3. 在小组内谈一谈扮演某一角色的体会,观察者对本组的表现进行总结,便于开展小组间交流。

4. 角色分配　患者、实习护士、带教老师。

5. 实践场景

(1)操作前解释

实习护士:"您好!因为今天上午10点你就要去做手术了,医生在做子宫手术时,为避免术中误伤到你的膀胱,遵照医嘱我将为您完成留置导尿术,以排空膀胱内的尿液。留置导尿术就是将一根导尿管经尿道插到膀胱,将其保留在膀胱内持续引流出尿液的技术。请问你能理解吗?"

患者:"我能理解,但是这个操作会很疼吗?而且周围有人,感觉很丢人。"

实习护士:"请您放心,我带了屏风过来,会为你进行遮挡,保护您的隐私。这个操作会有点不舒服,但是在操作过程中我会尽量轻点,您有任何不适,可以举手示意我,好吗?"

患者:"好。你是实习生吧,这次我想让你们老师给我做。"

实习护士:"请您放心,我会在操作时尽量轻点,避免给你带来不必要的痛苦。"

患者:"不行,我还是不放心。"

带教老师:"您好,我是小李的带教老师,她操作能力很强,前期也为很多患者进行了导尿,患者的评价非常高,其技术不亚于我们这些老师,请您放心。"

患者:"我不管那么多,我就不要她操作,你来做吧。"

带教老师:"我非常理解您的心情,也知道你不是不想她来操作,主要是因为你担心接下来的手术。请您放心,这个手术成功率非常高,你的主刀医生是主任,她的经验丰富,成功率非常高。现在我们往前看,一切都会好起来的。"

患者(沉默……):"好。"

带教老师:"我一直站在旁边看着小李操作,如果您感觉到不舒服,您就告知我,我会立刻替补上去,可以吗?希望您能给她一次机会,我相信她不会让您失望的。"

患者:"那好吧,但是请你动作轻点。"

实习护士:"好的,谢谢!现在我准备给您插导尿管,请放松,这样能减轻痛苦。"

(2)操作中指导

实习护士:"请您平躺,我将为您脱下左侧裤腿,请您将两腿弯曲分开并尽量向外展。"

患者配合实习护士完成。

实习护士:"我现在给你消毒,消毒液有点凉,请您保持身体不要动,避免将刚刚消完毒的部位污染了,您配合得非常好,请继续放松,很好,现在已经有尿液出来了,插管成功了。为避免尿管脱出,现在我要向尿管的气囊内注入生理盐水,你可能会有点憋胀感,很快就好了。"

患者配合实习护士完成。

实习护士:"现在我已经顺利完成了操作,我帮你穿好衣裤,整理好床,盖好被子。"

患者:"好的,谢谢你!"

（3）操作后嘱咐

实习护士："非常感谢您给我这个为您服务的机会,也感谢您的配合,请问您现在有什么不舒服的地方吗?"

患者："没有。"

实习护士："好的,请您不要用力牵拉导尿管,翻身时动作要慢一点,防止导尿管脱出。导尿管会在术后24h拔掉,请不要担心。等会手术室的护士会来接您过去做手术,请问您还有其他需要吗?"

患者："没有。"

实习护士："祝您手术顺利!"

【实训小结】 患者被确诊为子宫肌瘤,需要进行手术治疗,情绪不稳定,加之第一次听说留置导尿术,该项操作涉及患者隐私,操作中会给患者带来不适感,内心不想实习护士给予操作,担心带来不必要的痛苦。实习护士没有找到抓住患者拒绝的原因,没有考虑患者的情绪和担心,未及时给予安慰和承诺,致使沟通失败,遭到患者的拒绝。实习护士在以后的工作中应认真了解患者的病情和心理状态,以找到正确的突破口,进行有效沟通。

（聂旭艳　李　莉）

实训 8　人际沟通在日常生活中的应用训练

（一）登门访晤

【实训内容】 登门访晤沟通。

【实训目的】 通过角色扮演,熟练掌握登门访晤的技巧。

【实训准备】

1. 用物准备

（1）场地:教室。

（2）道具:茶叶、开水、水杯、名片、计算器、笔记本、笔、产品说明书、桌、椅等。

2. 环境准备　整洁、安静,光线良好,温湿度适宜。

3. 学生准备

（1）着工作服,干净整洁,举止得体。

（2）熟悉本节课练习的内容、要求和目的。

4. 案例准备　某公司的业务员事先预约客户,业务员收集好相关方面资料,打电话到客户的住宅。

【方法与过程】

1. 教师先对案例内容进行分析讲解,然后将学生分成若干实践组和评议组,每组4～6人。

2. 实践组学生进行角色扮演,评议组进行评议。

3. 实践组和评议组互换角色,原评议组进行角色扮演,原实践组进行评议。

4. 角色分配　业务员、助理、男主人、女主人。

5. 实践场景

业务员："您好,能打扰您一下吗? 我是 ×× 公司的业务员,我们公司新推出一款新的业务,想向您介绍一下,您能否抽个时间了解一下?"

男主人："可是我最近一段时间都在忙,抽不出时间,要不然周末你来我家吧!"

业务员："好的,谢谢。不好意思,打扰了! 周末再打电话联系您,再见!"

(挂完电话后业务员收集资料,准备周末登门访晤。)

周末,业务员打电话给男主人约定见面的具体时间。

业务员："您好,我是××公司的业务员。我们之前约好周末直接来贵府拜访,不知您现在是否有时间? 有的话,我们可以现在就过去。"

男主人："哦,现在有空,可以。"

业务员："好的,我们差不多半小时后可以到达,请稍等,再见!"

(敲门声,男主人开门。)

业务员："您好! 这是我的助理。"

助理："您好!"

男主人："你们好,请进。"

(业务员和助理进门,双方再次介绍)

男主人："你们好,请坐!"

业务员和助理："谢谢!"

男主人："这是我老伴。"

女主人："你们好!"

业务员和助理："您好!"

女主人："来! 请喝茶。"

(给两位客人沏茶。)

业务员和助理："嗯,谢谢您!"

业务员："我们都是××公司的业务员,这是我的名片。"

助理："这是我的名片。"

(递给男女主人名片,男女主人双手接过名片。)

助理："最近我们公司推出了一个新的业务,想请你们了解一下,还有相关资料,你们先看一下啊。"

(拿出两份资料给男女主人。)

女主人："这看起来和以前的有什么区别吗?"

业务员："我们以往传统的保障性分为生存给付和死亡给付型,其中生存给付包括有子女教育型、养老型、健康医疗型、大病赔付型。"

助理："而我们现在推出的新业务是分红险,这种保险不仅保障性高,固定收益稳定,而且可以兼顾子女教育金、养老金于一身,还可有额外分红。"

女主人："哦,也就是说这个业务能够挣钱是吗?"

业务员(对女主人)："可以这么说,以前的保险业务都只是保障型的,而我们新推出的业务不仅是保障型的,到年底还能分红。"

女主人："哦,是这样啊!"

男主人："来来来,先喝茶,先喝茶。"

业务员和助理："谢谢,谢谢! 您真是太客气了。"

男主人:"这份资料我认真看过了。这样吧,因为先前我们也没有打算买保险,现在这个新的业务我们还蛮有兴趣的,但这并不是商场上买东西这么简单,我们家人要好好商量之后再给你们答案吧。我保证,如果我要买保险,第一个优先考虑你们,如何?"

女主人:"我们俩要和孩子们商量一下。"

助理:"好的,买保险并不像在商场上买东西那么简单,确实需要时间考虑,下次你们如果有需要就打电话联系我们。"

男主人:"一定会的。"

业务员:"今天打扰了,谢谢你们的款待。"

男女主人:"那我们送送你们,下次有这方面需要一定联系你们。"

(送业务员和助理到门口。)

业务员和助理:"再见!"

6. 讨论

(1)该案例中哪些行为是正确的?

(2)如果您认为该案例中有不妥行为,请指出并提出自己将如何做?

【实训小结】 登门访晤是人们日常生活中最常见的沟通方式之一,掌握登门访晤的技巧,更有助于人与人之间的情感、信息等的交流,也有利于增进友谊。

(二)求职面试

【实训内容】 求职面试沟通。

【实训目的】 训练学生掌握求职应试的技巧和注意事项。

【实训准备】

1. 用物准备

(1)场地:教室。

(2)道具:笔记本、笔,获得的各种证书、奖状、证件复印件。

2. 环境准备 整洁、安静,光线良好,温湿度适宜。

3. 学生准备

(1)着职业套装,干净整洁,举止得体。

(2)根据自己的特长,写出应聘发言稿,并做到脱稿应聘。

(3)熟悉本节课练习的内容、要求和目的。

4. 案例准备 应试者应聘工作。

【方法与过程】

1. 将学生分成2人一组。

2. 在班级模拟应聘现场,并进行角色互换。

3. 活动结束后,教师对所有扮演应试者的学生应聘情况进行总结,并现场评估。

4. 角色分配 考官、应试者。

5. 实践场景

考官:"首先宣布应聘要求、规则及应聘发言时间,然后请同学先作自我介绍。"

应试者介绍自己的基本情况。

考官:"你的特长及理想是什么?"

应试者谈自己的特长及理想。

考官:"你认为自己的有哪些不足?"

应试者客观地说出自己的缺点。

考官:你参加这次应聘的目的是什么?

应试者说出应聘的理由。

考官:"假如这次没有被录用,你有什么想法?"

应试者讲出自己的想法和打算。

思考:你认为面试是用人单位在考查面试者的哪些方面? 你应该如何为未来的面试做准备?

(胡秀英　常平福)

教学大纲（参考）

一、课程性质

人际沟通是中等卫生职业教育护理专业的一门公共选修课程。本课程内容包括人际沟通的基本理论及相关知识、护理工作中的人际沟通知识和技巧以及日常生活中的人际沟通知识和技巧等。本课程任务是让学生了解人际沟通的基本知识、语言沟通和非语言沟通运用技巧，培养学生良好的人际交往和沟通能力、良好的团队合作能力，学会应用正确有效的方法处理护理工作和日常生活中的各种沟通问题和冲突，创造和谐的人际关系和工作氛围。本课程与护理礼仪、护士人文修养、护理伦理、护理心理等课程密切相关、相互促进。

二、课程目标

寓价值观引导于知识传授和能力培养之中，通过本课程学习，学生能够达到下列要求。

（一）职业素养目标

1. 具有良好的职业道德、积极的职业态度、正确的职业价值观和行为习惯，爱岗敬业、遵纪守法、忠于职守、乐于奉献、细致严谨的职业精神。

2. 具有团队合作精神，能通过良好沟通，建立和谐的人际关系。

3. 具有处理岗位工作中的各种沟通问题和冲突的能力。

4. 学会在日常生活及护理工作中处理各种人际关系和人际沟通的技巧。

（二）专业知识和技能目标

1. 掌握人际沟通的基本知识和技巧。

2. 掌握护理工作中的人际沟通技巧。

3. 熟悉人际沟通和人际关系的相关理论知识和基本原则。

4. 了解人际沟通的基本概念和基本知识。

三、教学时间分配

教学内容	学时		
	理论	实践	合计
一、绪论	2	0	2
二、人际关系	2	0	2
三、语言沟通	2	2	4
四、非语言沟通	2	2	4
五、人际沟通技巧	4	4	8
六、人际沟通在护理工作中的应用	8	4	12
七、人际沟通在日常生活中的应用	2	2	4
合计	22	14	36

四、课程内容和要求

单元	教学内容	教学要求	参考学时	
			理论	实训
一、绪论	（一）沟通概述		2	
	1. 沟通的概念	了解		
	2. 沟通的类型	熟悉		
	3. 沟通的要素	掌握		
	（二）人际沟通概述			
	1. 人际沟通概念及特点	了解		
	2. 人际沟通层次及功能	熟悉		
	3. 人际沟通的影响因素	掌握		
	（三）学习人际沟通的意义和方法			
	1. 学习人际沟通的意义	了解		
	2. 学习人际沟通的方法和要求	学会		
	3. 加强训练，培养良好的沟通能力	学会		
二、人际关系	（一）人际关系概述		2	
	1. 人际关系的概念	了解		
	2. 人际关系的特征	掌握		
	3. 建立良好人际关系的意义	熟悉		
	4. 建立良好人际关系的原则	掌握		
	5. 影响人际关系的因素	掌握		
	（二）人际关系与人际沟通			
	1. 人际关系与人际沟通的辩证关系	了解		
	2. 人际关系行为模式	掌握		
	3. 人际关系基本理论	掌握		
三、语言沟通	（一）交谈		2	2
	1. 概述	了解		
	2. 护士的语言修养	掌握		
	3. 交谈过程	熟悉		
	4. 交谈技巧	学会		
	（二）演讲			
	1. 概述	了解		
	2. 演讲要求	掌握		
	3. 演讲稿的构思与设计	学会		
	4. 演讲技巧	具有		

单元	教学内容	教学要求	参考学时	
			理论	实训
三、语言沟通	（三）书面语言沟通			
	1. 概述	了解		
	2. 护理书面语言	学会		
	实训1　护士交谈能力训练	学会		
四、非语言沟通	（一）概述		2	2
	1. 非语言沟通的特点	掌握		
	2. 非语言沟通的作用	熟悉		
	（二）非语言沟通的形式			
	1. 仪容仪表	掌握		
	2. 仪态	掌握		
	3. 触摸	掌握		
	4. 距离	掌握		
	5. 类语言	掌握		
	（三）非语言沟通的原则和禁忌			
	1. 非语言沟通的原则	熟悉		
	2. 非语言沟通的禁忌	熟悉		
	实训2　护士非语言沟通能力训练	学会		
五、人际沟通技巧	（一）人际沟通技巧		4	4
	1. 倾听	掌握		
	2. 劝服	掌握		
	3. 提问	掌握		
	4. 回答	掌握		
	（二）护理管理沟通技巧			
	1. 赞美	学会		
	2. 批评	掌握		
	3. 询问	掌握		
	4. 座谈	掌握		
	（三）冲突的分析与处理			
	1. 冲突产生的原因及类型	熟悉		
	2. 冲突的作用	熟悉		
	3. 冲突的处理	掌握		
	实训3　沟通技巧训练	学会		

单元	教学内容	教学要求	参考学时	
			理论	实训
六、护理工作中的人际沟通	（一）护士与患者的沟通		8	4
	1. 护患关系的性质与特点	了解		
	2. 护患关系模式	熟悉		
	3. 护患关系的发展过程与影响因素	掌握		
	4. 建立良好护患关系对护士的要求	掌握		
	（二）护士与患者家属的沟通			
	1. 患者家属的角色特征	了解		
	2. 护士与患者家属关系的影响因素	掌握		
	3. 护士与患者家属沟通中的角色作用	学会		
	（三）护士与医院其他工作人员的沟通			
	1. 医护关系沟通	掌握		
	2. 护际关系沟通	掌握		
	3. 护士与其他健康工作者的沟通	掌握		
	（四）治疗性沟通			
	1. 概述	了解		
	2. 治疗性沟通的过程	掌握		
	3. 常见护理操作中的治疗性沟通	掌握		
	4. 护士与特殊患者的治疗性沟通	学会		
	5. 护士与不良情绪患者的治疗性沟通	掌握		
	（五）护生临床实习中的人际沟通			
	1. 实习前的准备	了解		
	2. 护生与医务人员的沟通	掌握		
	3. 护生与患者及患者家属的沟通	掌握		
	（六）护理管理沟通			
	1. 护理管理中的组织沟通	了解		
	2. 护理管理沟通形式	熟悉		
	实训4 护理工作中的人际沟通（一）	学会		
	实训5 护理工作中的人际沟通（二）	学会		
	实训6 治疗性沟通能力训练	学会		
	实训7 人际沟通在临床实习中的应用训练	学会		
七、日常生活中的人际沟通	（一）与不同对象之间的沟通		2	2
	1. 与陌生人之间的沟通	熟悉		
	2. 与领导之间的沟通	熟悉		

单元	教学内容	教学要求	参考学时	
			理论	实训
七、日常生活中的人际沟通	3. 与下属之间的沟通	熟悉		
	（二）日常沟通方式			
	1. 电话沟通	熟悉		
	2. 登门拜访	熟悉		
	3. 网络沟通	熟悉		
	4. 求职面试	掌握		
	实训8　人际沟通在日常生活中的应用训练	学会		

五、说明

（一）教学安排

本教学大纲主要供中等卫生职业教育护理专业教学使用,在第二学期开设,总学时为36学时,其中理论教学22学时,实践教学14学时。学分为2学分。

（二）教学要求

1. 全面落实课程思政建设要求,教学中应注意呈现思政元素,实现德、识、能三位一体育人。本课程对理论部分教学要求分为掌握、熟悉、了解3个层次。掌握:是指对基本知识、基本理论有较深刻的认识,并能综合、灵活地运用所学的知识解决实际问题。熟悉:是指能够领会概念、原理的基本含义,解释沟通过程中发生的现象。了解:是指对基本知识、基本理论能有一定的认识,能够记忆所学的知识要点。

2. 本课程重点突出以岗位胜任力为导向的教学理念,在实践技能方面分为具有和学会2个层次。具有:是指学生具有能独立、规范、熟练地实施人际沟通的方法和技能。学会:是指学生在教师的指导下能掌握和应用人际沟通的方法和技能。

（三）教学建议

1. 课程设计坚持知识传授与价值观引领相结合,理论联系实际,贯彻课程思政综合育人理念。本课程依据护理岗位的工作任务、职业能力要求,强化理论实践一体化,突出"做中学、做中教"的职业教育特色,根据培养目标、教学内容和学生的学习特点以及升学和护士职业资格考核要求,提倡项目教学、案例教学、任务教学、角色扮演、情境教学等方法,利用校内外实训基地,将学生的自主学习、合作学习和教师引导教学等教学组织形式有机结合。

2. 教学过程中应体现评价主体的多元化、评价过程的多元化、评价方式的多元化。评价内容不仅关注学生对知识的理解和技能的掌握,更要关注知识在岗位实践中的运用与解决实际问题的能力水平,重视护士职业素质的形成。

3. 本课程为考查课,平时可通过测验、观察记录、技能考核和理论考试等多种形式对学生的职业素养、专业知识和技能进行综合考评。期末考试占60%,平时考核占40%。

参 考 文 献

[1] 贾启艾 . 人际沟通 [M]. 3 版 . 南京:东南大学出版社,2014.

[2] 张岩松,孟顺英,樊桂林 . 人际沟通与语言艺术 [M]. 北京:清华大学出版社,2010.

[3] 麻友平 . 人际沟通与交流 [M]. 2 版 . 北京:清华大学出版社,2012.